ZHONGGUO MENGYIYAO
XINXIHUA JIANSHE YANJIU

# 中国蒙医药信息化建设研究

吴宝林　编著

内蒙古科学技术出版社

图书在版编目（CIP）数据

中国蒙医药信息化建设研究 / 吴宝林编著. — 赤峰：
内蒙古科学技术出版社，2022. 4
ISBN 978-7-5380-3435-6

Ⅰ. ①中… Ⅱ. ①吴… Ⅲ. ①蒙医—信息化建设—研
究—中国 Ⅳ. ①R291.2-39

中国版本图书馆CIP数据核字（2022）第062833号

中国蒙医药信息化建设研究

编　　著：吴宝林
责任编辑：季文波
封面设计：永　　胜
出版发行：内蒙古科学技术出版社
地　　址：赤峰市红山区哈达街南一段4号
网　　址：www.nm-kj.cn
邮购电话：0476-5888970
印　　刷：赤峰彩世印刷有限责任公司
字　　数：162千
开　　本：787mm×1092mm　1/16
印　　张：7.25
版　　次：2022年4月第1版
印　　次：2022年4月第1次印刷
书　　号：ISBN 978-7-5380-3435-6
定　　价：88.00元

如出现印装质量问题，请与我社联系。电话：0476-5888926　5888917

# 前　言

中国蒙医蒙药学是蒙古民族最重要的文化遗产之一,也是中华民族传统医学的重要组成部分,它是蒙古民族长期同疾病斗争的经验结晶,对蒙古民族繁衍生息、发展壮大起到了不可磨灭的作用。几千年来,蒙医蒙药在防病、治病、保护和增进人民群众的健康事业中发挥着不可替代的作用。深入挖掘蒙医蒙药信息,拓展蒙医蒙药信息系统应用,大力发展蒙医蒙药预防保健信息系统,建立蒙医蒙药公共服务信息网络,建设蒙医蒙药信息资源网络,构建蒙医蒙药信息服务体系,通过信息化服务实体,建立中国蒙医蒙药数据中心,构建涵盖蒙医蒙药政策法规、行政审批、继续教育及知识库、数据库等内容的信息平台。搭建蒙医蒙药远程医疗、教育平台,与人口健康信息平台互联互通,实现数据集成共享。扩大蒙医蒙药资源共享平台的应用范围,逐步形成云计算、大数据环境下的蒙医药信息化,惠及各族群众。

信息化及大数据建设是内蒙古整体发展战略的重要内容之一,内蒙古自治区已制定了实施《关于加快蒙医蒙药中医药科技创新体系建设的实施意见》(以下简称《实施意见》)。《实施意见》指出,建立蒙医蒙药大数据平台,要求健全蒙医蒙药科技资源,做到数据信息开放共享。在大数据平台中建立蒙医蒙药科研信息数据库和生物样本信息库,完善蒙医蒙药古籍与现代科技文献数据库,加强与国家中医药科技成果信息系统、自治区科技创新综合信息服务平台等交互对接。蒙医蒙药行业的发展离不开信息化和大数据建设,也是蒙医蒙药发展的必然途径。

本书在内蒙古自治区蒙古语言文字信息化专项扶持项目"蒙医蒙药信息资源库互动平台与电子商务应用系统研发与推广"(合同编号: MW-2018-MGYWXXH-208)基础上进行综合研究、软件开发、信息收集整理等工作,形成了比较全面的关于蒙医药信息化建设研究内容。主要包括: 问题的提出,中国蒙医药信息化建设的意义和必要性,中国蒙医药信息化建设的环境及政策研究,中国蒙医药信息化建设的技术条件研究,中国蒙医药信息化建设的路径研究,中国蒙医药信息化建设基础数据库及平台研究,中国蒙医药信息化产业化及发展前景研究,中国互联网+蒙医蒙药及智能化研究等内容。

在"蒙医蒙药信息资源库互动平台与电子商务应用系统研发与推广"项目研发及本书

编写过程中，承蒙内蒙古德力海信息技术有限公司，中国药文化研究会，通辽市科技局，以及内蒙古民族大学吉日木图教授、白翠兰教授等单位和个人的大力支持和帮助。

由于水平和时间所限，本书难免会有漏洞或错误，敬请读者赐教和指正。

编者

2021年12月

# 目 录

# 第一章　中国蒙医蒙药与医药信息化

## 一、蒙医蒙药的传承与发展

蒙医药学是蒙古民族的文化遗产之一，也是中国传统医学的重要组成部分，它是蒙古族人民在长期医疗实践中逐渐形成与发展起来的，它吸收了藏医、汉医及古印度医学理论的精华，逐步形成具有鲜明民族特色、地域特点和独特理论体系、临床特点的民族传统医学。2008年6月7日，蒙医药经国务院批准列入第二批国家级非物质文化遗产名录。

（一）蒙医蒙药的发源与传承

自古以来，蒙古民族过着游牧生活，在与干旱、寒冷、潮湿、风雪等自然环境的斗争中，不断积累了许多适合自然环境、生产方式、生活习惯以及地理气候特点的医疗知识和方法。由于蒙古族人民主要食用牛、羊、马等动物的肉和乳制品，所以对这些动物产品的医药作用有很多了解，同时饮食治疗在蒙医药学中有着重要地位。蒙古民族长期居住地寒冷潮湿，故灸疗法也是北方蒙古民族早期常用的治疗方法。又因蒙古民族常年驰骋在广阔的草原上，经常发生战伤、摔伤、骨折，故正骨、正脑、烧灼疗法也是早期蒙医的重要内容之一。

13世纪初，成吉思汗统一蒙古民族各部落，蒙古社会进入了新的历史发展阶段。随着同各民族交往频繁，蒙古民族的经济文化得以发展，蒙古文字也得以产生。蒙医传统疗法及临证用药、理论、实践等诸多方面得到了进一步的发展与提高。蒙医骨科、外伤治疗、马奶酒疗法以及药物学方面的知识都有了新的发展。

14世纪，蒙古族翻译家沙拉布僧格，将古代印度巨著《金光明最胜王经》译成蒙古文，于是古代印度医学的部分理论首次传播于蒙古地区。1576年藏医经典巨著《四部医典》传到蒙古地区，印度佛教巨著《丹珠尔经》于17世纪末被译成蒙古文，这些医学著作的传播对蒙医药学的发展起到重要作用。蒙医学在传统的医疗实践的基础上，吸收了藏医学及古代印度医学以阴阳、五元（五行）学说为基础的"赫依""协日""巴达干"理论、七素理论以及中医知识，结合蒙古地区的特点及民间疗法，创造性地加以改造和发展。

清朝初期，传统的蒙医骨伤治疗发展到一个新的水平。如蒙医绰尔济默尔根对于四肢不能伸屈的关节脱臼、骨折等，常能手到病除。伊希巴拉吉尔在《甘露四部》中，把蒙古正骨术、创作医疗技术等传统医疗经验与理论结合，详尽地论述了"创伤医疗术""骨伤疗法""脱臼复位术"和"震脑疗法"等理论和实践操作的内容，使蒙医外科学方面的理论和技术有了很大的发展。

在药学方面，蒙医学家们创造了适合本地区的独特的配药法、用药法等，同时吸收了汉、藏等兄弟民族的药物学理论知识，使自己的药理学理论更加完善。17世纪的两部书《医伤根除病痛甘露方》和《五五制药方集》反映了蒙古地区多寒症的一面；伊希巴拉吉尔写的《认药白晶药鉴》一书，是比较丰富的蒙药学著作，收录800余种药，涉及药浴、矿泉疗法等内容；《蒙药正典》是一部比较完整的蒙药学经典著作，共收载近900种药，并附有近600张图；《蒙医金匮》则是一部较为完整的蒙药学方选集，收录内、外、妇、儿、五官及热病、传染病等临床各科的200多种药方。

在疾病的诊断方面，蒙医逐渐形成了以问、望、触为主的诊断学，并逐渐有了分科。《脉诊概要》和《甘露之泉》所述"切脉、检尿、问诊、凭经验诊察、舍取诊察"五种诊断法；伊氏之《白露医法从新》中的外伤和脱臼的诊察法等，都是传统诊病方法与理论相结合的产物。《白露医法从新》将临床疾病分为内科、热病科、传染病科等十三个大科。

（二）蒙医蒙药的现状与发展

中华人民共和国成立后，党和人民对蒙医药学的继承和发展给予了高度重视，组织专家和学者对众多蒙医典籍进行了翻译和整理。现在，蒙医广泛利用自然科学成果和现代诊断方法，不断丰富和革新自己的传统诊断方法，成为崭新的民族医学，为祖国医学的丰富和发展，为增进人类健康作出其应有的贡献。

1949年以来，在党和国家的民族政策和卫生工作方针的指引下，蒙医药事业的发展得到了有关地区各级领导的高度重视与大力支持，使蒙医药无论在机构建设还是学术发展等方面都有了进一步的发展。特别是在内蒙古、青海、辽宁等蒙古族聚居人口较多的地区，蒙医药为保障各族人民的身体健康起到了积极的作用。

中华人民共和国成立70多年来，内蒙古自治区各级政府主管部门和有关领导为不断发展蒙医药制定了一系列的方针政策。

在改革开放前发布和实施的政策方针主要有：内蒙古自治区人民政府印发《关于1955年3月召开中医、喇嘛医代表会议的指示》，1962年正式将"喇嘛医"改称"蒙医"；1955年内蒙古自治区召开的第一次全区中医、蒙医代表会议通过了《几年来中蒙医工作情况的决议》《组织和巩固联合医疗机构试行方案》《加强中蒙医学习方案的决议》《提案审查报告的决议》；1960年颁发《内蒙古自治区中、蒙医（药）带徒弟办法》，于1963年进行修订；1962年发布《关于做好蒙藏文医学经卷的保管、搜集、整理、研究工作的通知》，指派专人对散落民间及寺庙中的有关医学经卷进行整理、修补、造册、编目，以供研究使用。

改革开放以后，根据实际情况，内蒙古自治区政府明确指出："蒙医是祖国医学的重要组成部分，在我区贯彻党的中医政策，应该把重点放在蒙医工作上，发掘和继承蒙医药遗产，努力提高蒙医药学术水平""蒙医工作是薄弱环节，要重点扶植"，为蒙医发展指明了工作方向。1982年9月，"全区中蒙医院暨民族卫生工作会议"就中蒙医院如何突出特色问题进行了讨论，会后根据《全国中医医院工作条例》整顿了中蒙医院；1984年4月，制定并在全区实行《蒙医医院工作条例》和《蒙医病历书写格式》；1984年9月卫生部、国家民委召开全国民族医药工作会议, 内蒙古卫生厅副厅长斯勤作了题为《认真贯彻党的民族政策、发展蒙医药事业》的报告, 明确指出了自治区发展蒙医药事业的设想; 1990年10月, 制定了《内蒙古自治区蒙医学会章程》; 1992年, 制定了在自治区中蒙医机构实施 "杏林计划" 的规划; 1994年, 制定了《内蒙古自治区继续医学教育实施方案》; 1995年制定了《内蒙古自治区中蒙医科研工作管理办法及2010年发展规划》《内蒙古自治区蒙医医院住院病历检查评分标准与方法》《内蒙古自治区专科专病领先学科实施方案》。

进入21世纪, 蒙医蒙药的发展速度不断加快, 有新的政策不断出台。2000年内蒙古自治区卫生厅出台《蒙药开发研究 "十五" 规划纲要》; 2006年内蒙古自治区政府发布《关于进一步扶持蒙医中医事业发展的决定》《蒙中药发展战略与创新规划》; 2008年内蒙古自治区卫生厅发表《关于切实加强民族医药事业发展的指导意见的实施意见》; 2010年内蒙古自治区第九届人大常委会通过《内蒙古自治区蒙医中医条例》, 首次以法律的形式保护民族医学, 为自治区中蒙医药事业的发展提供了最有力的保障; 2016年内蒙古自治区人民政府发布了《蒙医药中医药发展战略规划纲要 (2016—2020年)》《蒙医药中医药健康服务发展规划 (2016—2020年)》《蒙药材中药材保护和发展实施方案 (2016—2020年)》; 2017年内蒙古自治区人民政府印发《关于促进蒙医中医养生保健服务发展的实施意见》; 2018年内蒙古自治区人民政府办公厅发布《振兴蒙医药行动计划 (2017—2025年)》; 2019年, 内蒙古自治区蒙中医药管理局又报送了《内蒙古自治区蒙医药中医药条例》修正建议。

截至2019年, 全国已有蒙医医疗机构108所, 蒙医医院人员数21925人, 其中包含卫生技术人员18406人, 执业医师6580人。内蒙古自治区有蒙医医院27所, 其中旗 (县) 级以上蒙医医院21所, 基本公共卫生服务项目蒙医医疗机构6所。内蒙古自治区盟 (市) 级蒙医研究所4所, 自治区级中蒙医研究所1所, 市级中蒙医研究所1所。有蒙医、中医合署的中蒙医院24所, 也设有一定数量的蒙医病床。

近年来, 蒙药材及药品生产与供应紧缺的状况有所改善。自治区有12个蒙药厂和1所国家蒙药制剂中心, 年产蒙药3万斤左右, 产值达500多万元, 提供各种蒙药制剂和蒙成药300余种。内蒙古自治区范围内已调查清楚的蒙药资源400多种, 短缺蒙药材50余种。当前有17种蒙药传统方剂和17种单味蒙药已入国家药典, 有65种蒙成药和6种单味药被列为自治区二、三级标准。

（三）蒙医蒙药的教育科研事业

中华人民共和国成立后, 蒙医药学教育事业的发展可以分为中华人民共和国成立至改革开放前、改革开放初期到2000年前、2000年至今三个阶段。

第一阶段是中华人民共和国成立后期到改革开放前期。这一阶段, 蒙医药科研教育工作重点在蒙医药信息资源整理上。中华人民共和国成立后, 蒙医科研工作率先从蒙医蒙药古籍的翻译、整理入手, 1956年到改革开放前搜集整理蒙、藏、汉、日、俄文献达六百余部, 还有蒙医学挂图、图谱、针灸铜人、传统医疗器械等宝贵蒙医古籍文献资料, 在此期间自治区科研工作者编译、出版了《四部医典》《本草图鉴》《蒙医蒙药学概要》。

第二阶段是改革开放初期到2000年。这一时期，蒙医蒙药科研教育工作在培育蒙医人才、开展蒙药研究工作、编辑蒙医蒙药书籍等方面都取得了喜人的成绩。

1986年和1987年呼伦贝尔市蒙医学校和内蒙古蒙医学院先后成立；蒙医在职培训及学徒培养也按计划、有步骤地进行，持续举办了各级各类学习培训班、研究班。1988年内蒙古兴安盟残疾人蒙医职业学校成立，学校定向从农牧区蒙古族残疾人中招生，学生毕业后在农村、牧区就业，成为残疾青年成才的摇篮。1995年一所民办蒙医职业高中学校改建为蒙医职工中等专业技术学校，开设蒙医师、蒙药师、骨伤等专业，作为向基层定向培养蒙医蒙药人才的基地。自职高建校以来，已培养大量蒙医师、蒙药师，为基层输送了大批蒙医蒙药人才。同年，自治区开办了学制一年的《四部医典》研究班，目的是让学员们学习现代化的科技手段和方法，重点研究文献和专科专病。

这一时期，蒙药的研究工作也在如火如荼地进行。1982年以来，自治区政府和科研院所加强了具有蒙医特长的专科专药研究工作。例如，蒙药"那如注射液""扎冲""通拉嘎601"对一些疑难杂症的治疗；《桑肝丸》《萎胃舒》《蒙药新药保利尔的研制》《沙棘茎提取物的心血管药理与毒理学研究》等80余项有代表性的专科专药书籍、临床经验总结通过了国家卫生部、国家中医药管理局、自治区科研成果鉴定。

这一时期，编辑出版与科学普及工作成效同样显著。共出版蒙医书籍86种，代表作有《蒙医临床医药鉴》《蒙医成方选》《妇科证治验录》《蒙药志》等。1986年前后，蒙医古籍《碧光琉璃医鉴》《医宗要旨》《祖传口教》《诃黎勒珠》《医学本续全释》等基本完成出版。《中国医学百科全书·蒙医分卷（蒙古文版）》于1986年正式出版发行，其汉译本也于1992年出版发行。同时蒙医专家教授编写了高等医学院校蒙医蒙药统编教材25门，约700万字，结束了蒙医高等、中等教育领域无正规统编教材的历史。

另外，还建立了学会组织，促进了学术交流。1977年4月，内蒙古自治区蒙医学会成立。经过近20年的发展，已成为继承与发展蒙医蒙药学术经验的一支不可忽视的力量。同时，建立了蒙医内科学委会、骨伤科学委会、蒙医妇科学委会、蒙药学委会。1989年以来，学会的部分专家、教授应邀到蒙古、日本等讲学、参加学术交流会。蒙医学会副理事长吉格木德教授的专著《蒙医简史》用蒙、英、日语三种文字出版，在世界范围扩大了蒙医蒙药的宣传和影响。

第三阶段是2000年至今，这一阶段国家经济蓬勃发展，蒙医教育、科研事业也处于攀升时期。在蒙医蒙药专业人才培育教育方面，内蒙古民族大学蒙医药学院每年培养本科以上学历的蒙医药专业毕业生两百余人。老蒙医专家学术经验继承工作也在这一阶段持续稳定地开展，有30余名老蒙医被认定为自治区级指导老师，多名蒙医骨干被选拔为继承人。到目前为止，仅内蒙古通辽市就有许多蒙医药专业技术人才，其中博士40人以上、硕士200人以上、大学本科534人以上、大专及以下690人以上；按照医学职称划分则有正高级115人以上、副高级176人以上、中级295人以上、初级及以下770人以上。

当前，蒙医药产业发展政策优厚，蒙药企业和蒙医医院数量多，蒙医蒙药人才基础条件扎实，为政府及专家学者的深入研究和相关企业技术人员的钻研开发提供了一定的基础。

## 二、国内外医药信息化的发展

### （一）西医药信息化

研究西医医药信息离不开发达国家。美国、日本等发达国家非常重视医疗行业的发展和医疗行业资金的投入，有海量医药信息资源和先进医疗设备，形成了世界上比较完善的医疗服务体系。

美国医疗信息资源共享体系。美国的医疗信息资源共享体系主要包括以下三点：电子病历系统信息共享、医疗服务关系信息资源平台和移动医疗。

电子病历是包含医疗图像、测试信息、医疗介绍信息等患者健康信息的主要载体。美国居民的电子健康记录比较完整，而且患者的电子医疗记录也包含在电子记录中。电子病历系统的信息共享为在美国实施的家庭医生的医疗系统提供完美的个人医疗信息。

医疗相关信息资源平台是医生和患者交换信息的重要渠道。在美国共享医疗信息资源是丰富且自由的。医疗服务的资源来自电子健康记录（EHRS）、电子医疗记录（EMRS）、医疗保险数据、疾病登记和患者调查信息。医疗信息平台通过信息资源平台共享。医疗信息平台有全国医疗信息共享平台、地区医疗信息共享平台、医疗产业管理部、非营利监督和评估信息平台。

美国是移动医疗研究发展的先导者，非常重视移动医疗，而且移动医疗的市场占有率逐年提高。随着移动互联网技术的发展和手机等移动终端的广泛运用，移动医疗必将逐步取代传统医疗模式，这是医疗行业发展的主要方向。

日本国民医疗信息化建设。日本在信息通信、计算机网络和多媒体技术领域进行了多年的研究，并应用于国民医药信息化建设当中。《i-Japan战略2015》是日本政府IT战略总部推出的以2015年为截止日期的中长期信息技术发展战略，这份战略由三个关键部分组成，包括设置"电子政务""医疗保健"和"教育人才"。在日本i-Japan战略中，电信运营商承担起智能平台的建设责任，为推进该战略的最终实现提供了帮助。

电子保健记录及远程医疗建设是日本在医药信息化建设过程中的重心。在日本，通过电子保健记录，个人可将医疗机构获取的保健信息提交给医务人员，从而减少误诊的概率；同时，基于历史诊断记录可避免不必要的检查；并且，通过处方的电子交付以及配药信息的电子化，可对处方信息或配药信息进行跟踪反馈，从而可实现更加安全、便利和高质量的医疗服务。另外，针对某些区域医生短缺等医疗问题，日本推行区域性的医疗机构合作，通过远程医疗方案使偏远地区的患者在家里便可以享受到高质量的医疗服务。同时，日本政府加大了医疗机构数字化基础设施建设，使诊断更加高效，从而减轻医务工作者的负担，完善医院的经营管理。

NTT DoCoMo智能医疗建设体系是日本移动通信运营商NTT DoCoMo主导建设的智能医疗服务体系。NTT DoCoMo智能医疗建设体系完备，它通过平台建设实现"智能管道"的角色，让用户及各种专业医疗和保健服务供应商共同使用符合标准的、安全可靠的生命参数采集和分发平台，架起了用户与医疗和保健机构沟通的桥梁。NTT的远程医疗通过在家中设置感应器及无线网络，随时随地将患者（特别是行动不便的老年患者）的生理状况（血压、心跳等）传送到医院，一旦有不正常的信息产生，医生能够针对患者的情况及时提出可能的防范措施，以提供更快速、便捷的医疗服务。

KDDI在2010年表示将开展"医疗健康云计算"业务，并考虑在城市进行试点运营。KDDI正在筹划的医疗健康云计算系统可将用户在家中测量的血压及体重等生命体征数据进行统一管理，作为"个人健康记录（Personal Health Record, PHR）"的环节之一，与医院、诊所及保健所等保持联动。目前KDDI已在东京奥多摩町试验安装了该系统，其业务模式是以收集并记录生命体征数据等健康信息为前提的。

健康中国视域下的西医信息化建设。中国现在正处于医疗信息化快速发展阶段，医药信息化建设也在稳步推进，2010年三甲医药全面建立了医药信息化系统，标志着我国医药信息化进入医疗行业的新时代。医药信息化就是将医院的信息内部共享，使电子病历、医学影像、检验检查等信息互用互通，大大提高了医院的就诊效率，降低了就诊成本。

我国的西医医药信息化建设过程可以分为三个阶段：第一阶段是医院信息系统（HIS）应用，主要以财务系统信息化为主；第二阶段是医院应用系统，在系统中加入一些临床的应用，如电子病历、健康体检等；第三阶段是公共卫生区域信息化，包括若干医院之间的体系共享以及中小城市或大城市某区域间的共享，可能涉及居民档案、突发卫生事件等。

与美、日比较，我国西医医药信息化建设总体上比较落后，处于起步阶段，医药服务信息共享存在以下几个问题：

（1）医院信息化程度不均衡。我国一线大城市及经济发达地区医疗水平很高，信息化覆盖率大。但是中小城市及农村的医药信息化程度偏低，尤其以民族医药为主的国药医院的信息化更加落后。

（2）电子病历不能共享。

（3）医药信息不能公开共享。

（4）医药服务信息数据库仍有完善空间。

（5）医药信息共享意识薄弱。

（6）移动医疗应用体系不健全。尽管我国的医药信息化建设起步较晚，但大型三甲医院都在积极推进临床IT应用，如医生工作站、护士工作站，一线城市的移动医疗应用体系甚至超过国外的先进水平。

未来智能医疗系统的构建将给医患沟通模式、医疗预防模式、医院盈利模式、民营医疗投资模式、医疗保险改革模式、政府公共卫生投资和管理模式带来巨大变化。各个国家的政府用各种各样的方法来促进智能医疗产业的发展、机构革新。政府为所有相关因素建立了沟通机制和平台，另外，应协调基层卫生所和社区医院、边远乡镇医院、大型医疗机构、非公共医疗机构之间的资源分配，在智能医药系统的开发中取得胜利。

构建智能医药系统的目的是使医药行业真正实现相互连接，更加可量和智能。这将是更智能、更友好、更便捷、相互沟通的医药系统未来发展的必然趋势。建立区域健康信息平台和跨地区健康信息平台,实行公共健康档案和健康卡,由医疗保险和卫生健康管理部门实行医疗就诊一张卡,建立可多访问的公共卫生档案数据库,并改善社区健康信息网络基础建设;促进数字智能家庭医疗、急救医疗和远程医疗等智能医疗服务建设,政府及时适度引导非公立医疗机构进行智能医药系统的试点。然后从资本层着手医学领域的投资,对社会资本的投入表示支持和奖励。

运营商在智能医药信息化建设中的作用也应受到关注,应成为智能医药的主要推动力,实现医院信息化的"智能管道"。一方面,在智能医疗服务中,医疗信息化与运营商的参与是不可分割的,通信网络提供顺畅、可靠的通信信道。另一方面,ARPU的改善是运营商市场最直接的推动力。如果运营商提供最基本的通信管道那只会得到流量成本。所以,如果运营商发挥产业价值链聚合者的作用,将管道升级为"智能管道",结果可能就会大不相同。此时的医药信息化对于运营商而言,就成为一项增值服务,仅凭它的实用性就能让人们乐于支付额外的费用。

(二)中医药信息化

中医药是中华民族的伟大创造,也是打开中华文明宝库的钥匙,它为中华民族繁衍生息作出了巨大贡献,也对世界文明进步产生了积极影响。中医药是国家卫生健康事业的重要组成部分,中医药信息化是一项战略性、全局性工作。在2020年召开的"两会"上,习近平总书记强调,"要做好中医药守正创新、传承发展工作,建立符合中医药特点的服务体系、服务模式、管理模式、人才培养模式,使传统中医药发扬光大"。如今中医药事业遇到了前所未有的发展机会,推动中医药信息化是深化医药卫生体制改革,缓解"看病难、看病贵"问题,提升中医药服务能力的重要举措。

"十一五"期间,各地中医药管理部门积极推进电子政务发展,勇于尝试和创新。例如,吉林省建立了全省70余家县及县以上中医医疗机构网站,在全省范围内形成了覆盖广、功能全的中医药电子政务信息服务平台,极大地满足了广大人民群众在中医药政策法规、政务信息、中医药科普知识、求医问药等方面的信息需求,受到了全省各界的普遍好评。"十二五"期间,中医药信息化借力国家政务信息化工程建设等重大机遇,积极采用现代信息技术,加强中医药电子政务信息系统建设,提高中医药各领域信息化应用水平,为中医药事业的健康可持续发展提供技术保障。"十三五"期间,中医药信息化建设加快步伐,国家积极推进政务信息化建设,实施全民健康保障信息化工程,实现重点业务信息共享,推进以中医电子病历为基础的中医院信息化建设,构建基层中医馆健康信息云平台,推进"互联网+中医药"行动计划,促进中医药各领域与互联网全面融合,完善中医药信息统计制度建设,建立全国中医药综合统计网络直报体系。

医疗服务信息网络不断完善。中医院的信息化建设水平关系到医疗服务的质量,是中医药电子政务的重要内容。目前,大多数中医院已经建立医疗信息化服务系统,其中大多数规模较大的三甲中医院已经建立较为先进和完备的医院管理和临床信息化系统,并通过整合开发具有中医药特色的信息系统使医院的医疗服务水平达到了较高的水平。例如，中国中医科学院广安门医院研发的动态结构化电子病历和数据挖掘系统实现了对名老中医诊疗经验和糖尿病等诊疗规律的归纳总结；无锡市中医院实现中医电子病历的智能化临床路径管理，建立了以"医患通"为代表的数字化客户服务体系；广西中医学院第一附属医院开发和应用了中医体质辨识系统；福建泉州市正骨医院自行开发门诊、医技、药方、住院、管理等39个信息系统；内蒙古兴安盟蒙医院研究开发了蒙汉双文并用的医院信息管理系统等。

在涌现出一批信息化建设程度较高的中医院的基础上，中医药融入区域医疗信息共享互通也取得了一定的成果。例如，广东省中西医结合医院实现的"四通三化"；浙江省50多家市、县（市、区）级医院和30多家社区卫生服务中心通过网络医疗服务平台与省级医院建立医疗协作关系，一年内进行1800多例远程重症疑难病例会诊、远程重症监护、远程门诊会诊、双向转诊和慢性病跟踪治疗等。

针对县级中医院信息化基础薄弱现状，2012年国家中医药管理局积极争取中央转移支付拨付1.76亿元专款，支持中西部592家国家级扶贫开发重点县中医院（含中西医结合医院、民族医院）的信息化基础设施建设。重点实现与新农合、城镇医疗保险等相关业务系统的对接，初步建设满足县级中医院业务需求的信息系统。在2013—2015年的基层中医药服务能力提升工程中，积极争取中央财政拨付的专项资金，支持中西部和东部陆路边境县、少数民族县、扶贫县中医院（含中西医结合医院、民族医院）信息化服务保障能力建设，按照初、中、高三个等级进行远程会诊信息系统建设、教育信息系统建设，使得县级中医院信息化整体水平迈上一个新台阶。

队伍建设与人才培训不断增强。"国以才立，业以才兴"，中医院信息化人才是中医院信息化建设的重要保障。截至2016年，我国中医药高校中近一半已经开设信息管理与信息系统专业和医学信息工程专业，上海中医药大学则设立了智能医学工程专业。这表明，中医药高校对中医药信息化人才培育的不断重视有效缓解了中医药信息技术和管理人员知识缺乏、业务不熟等问题，为全面推进中医药信息化人才队伍建设奠定了良好基础。

"十四五"规划和2035年远景目标纲要草案提出，要推动中医药传承创新，坚持中西医并重和优势互补，大力发展中医药事业。我们在面临中医药信息化产生的问题和挑战的同时，也要看到中医药信息化是实现中医药振兴发展的重要引擎和技术支撑，是体现中医药发展水平的重要标志。在《中华人民共和国国民经济和社会发展第十三个五年规划纲要》和《中医药发展战略规划纲要（2016—2030年）》中，也分别明确了加强中医药信息化工作的主要任务和职能。在国家引领和大力支持下，中医药信息化大发展正逢其时。

当前，随着云计算、大数据、物联网、移动互联网、5G技术、社交网络等新技术广泛应用，信息技术对推动中医药守正创新和服务惠民的革命性影响日趋明显。随着我国实施国家信息化发展战略，坚持走中国特色信息化发展道路，以信息化驱动现代化，建设网络强国，为中医药信息化全面发展指明了方向并提供了广阔的发展空间。国家正在大力推进健康医疗大数据应用发展以及中医药信息网络平台建立，并不断完善其功能和推广其应用，为实现中医药信息系统互联互通和数据共享打下坚实基础,中医药大数据建设开发和"互联网+"发展前景广阔,中医药信息化在健康医疗和健康中国建设中将发挥出越来越重要的作用。

截至2020年,中医药信息化水平显著提升,基本建成统一高效、互联互通、惠民便民的中医药信息业务平台。中医药信息平台基本实现中医药与卫生计生业务协同、信息互联互通,基本实现中医药数据中心之间、中医药数据中心与中医药机构之间、中医药机构之间的互联互通,推进中医药信息高效、快捷和安全传输;中医药数据中心以中医药业务需求为导向,应用云计算、大数据、物联网、移动互联网、绿色节能等技术。

中医药信息化建设是一项长期而复杂的系统工程,在建设过程中,国家主管机构和中医药行业坚持"服务应用、惠及居民,统筹规划、分步实施,政府主导、合力建设,资源共享、保障安全"的原则,加强信息化组织领导,加快信息化人才培养,强化信息安全建设,加大信息化建设投入,发挥示范试点作用,推进信息化新技术应用,建立有效的中医药信息化保障机制,开创中医药信息化建设新局面,为促进中医药事业健康持续发展、推动我国医药卫生体制改革、实现人人享有基本医疗卫生服务的目标作出了突出的贡献。

# 第二章 中国蒙医药信息化建设的意义和必要性

## 一、中国蒙医药信息化建设的意义

蒙医药学是蒙古民族最重要的文化遗产之一，也是中国传统医学的重要组成部分，它是蒙古民族同疾病长期斗争的结晶，在蒙古民族繁衍生息、发展壮大的过程中起到了不可磨灭的重要作用。几千年来，蒙医药在防病、治病、保护和增进人民群众的健康事业中发挥着不可替代的作用。

自古以来，蒙古民族在长期的生活实践中积累了许多适合游牧环境、生产方式、生活习惯以及地理气候特点的医疗知识和方法，同时又吸收了藏医、汉医及古印度医学理论的精华，逐步形成具有鲜明民族特色、地域特点和独特理论体系、临床特点的蒙古民族传统医学。

12世纪以前，蒙古族人民就发明和运用了许多适合地区特点的医疗方法。随着民族的不断迁徙，藏医经典巨著《四部医典》、蒙译版印度佛教巨著《丹珠尔经》传到蒙古地区后，蒙医学家开始将中国藏医及印度医学的理论与蒙古传统医药结合起来，并编撰了大量的蒙医蒙药著作，逐渐形成了自己独特的药理理论。其中17世纪的《医伤根除病痛甘露方》和《五五制药方剂》反映了蒙古地区多寒症的一面；伊希巴拉吉尔写的《认药白晶药鉴》一书，是比较丰富的蒙药学著作，收录800余种药，并写进药浴、矿泉疗法等内容；18世纪药物学家罗布桑苏勒和木撰写了《认药学》（包括四部）一书，阐述了药物的形态，为认药、采药和研究药物提供了依据；19世纪的《蒙药正典》是一部比较完整的蒙药学经典著作，共收载多种药物，并附有众多药物绘图；《蒙医金匮》是一部较为完整的蒙药学方选集，收载内、外、妇、儿、五官及热病、传染病等临床各科的200多张药剂方子。

蒙医药发展到今天，形成了较为系统完整的蒙医药基础理论体系。当前内蒙古自治区内各级蒙医医院及蒙医研究所等超过150所，内蒙古民族大学、内蒙古医科大学等院校相继设立了蒙医学院或蒙医药专业；蒙医蒙药从业人员达到20000人以上。蒙医事业蓬勃发展、形势喜人，蒙医医院、蒙医药专家遍布内蒙古自治区等八省区。

多年来，国家及内蒙古自治区各级政府高度重视蒙医蒙药事业的发展，将一个个马背上的医院发展成为今天超百家规模不等的现代化蒙医医院。同时也特别注重蒙医药学教育事业的发展，投入大量的人力物力兴办蒙医学院、蒙医研究所等，培养了大批蒙医药专门人才，为蒙医药事业的发展、为蒙医药更好地服务大众奠定了坚实的基础。

可以说，蒙医药是蒙古族人民在长期的生活劳动中与疾病作斗争的经验总结，是祖国医学宝库的重要组成部分。蒙医药历史悠久、理论独特、独树一帜,在医治各种疾病方面具有独到的见解和独特的功效,为各族人民的健康和保健事业作出了巨大贡献。蒙医药的传承和发扬不仅对蒙古民族健康发展有利,也是祖国医药健康发展不可缺少的宝贵财富。弘扬蒙医药文化、发展蒙医药事业、推进蒙医药信息化对祖国医药的全面发展,实现救死扶伤、全民健康具有重要的现实意义。

(一)信息技术对于医药行业具有重要的意义和作用

数字医疗,是指利用信息技术将整个医疗过程数字化、信息化,广义上既包括医院诊疗流程的信息化,也涵盖区域医疗协同、公共卫生防疫、医疗卫生监管、医保管理的信息化,涉及电子设备、计算机软件、(移动)互联网等技术的综合应用。数字医疗不仅是一种技术应用,更应被视为一种革命性的医疗方式——放眼未来,数字化将对整个医疗流程、医患关系、健康管理方式等诸多方面产生深远影响,正如人们在金融业、零售业中所看到的那样,因此是现代医疗的发展方向和管理目标。

早期,医疗领域的数字化主要体现在部分诊断设备上。如心电图、脑电图等生物信号采集处理仪器以及CT、彩超、数字X线机、超声波等光学、电磁、声学影像设备,帮助医疗行业更好地实现了患者信息的可视化,极大地增强了医生的诊断能力。

当前阶段,医疗信息化的内涵则更多地指计算机软、硬件技术在医疗行业中的应用,其中既包括传统软件信息化技术,也包括云计算、大数据、人工智能、物联网等新一代信息技术。更为具体些,数字医疗主要体现在医疗设备的数字化、医疗设备的网络化、医院管理的信息化、医疗服务的便利化四个方面。

那么,为何信息化对于医疗行业极其重要呢?医疗过程可大致划分为"导诊—诊断—制定方案—治疗—巩固—康复—跟踪回访"几个关键步骤,本质即是基于患者信息拟定诊治方案并实施的一套流程。在整个过程中,准确、及时地搜集患者信息是整个医疗活动的基石,这既包括患者自身的体征数据,也包括用以辅助做出诊断的环境状况及历史信息。另外,同一科室的医护人员之间、不同科室之间、跨医院之间、医保支付方与医疗机构之间,也都会涉及患者数据和诊疗流程信息的流动,这也是现代医疗活动得以完成的必要条件。更为具体地看,在当前阶段,信息化技术至少在患者信息数字化、诊断决策、风险管控、医保控费、便民服务、流程管理、政策制定等方面具有巨大的应用价值。

1. 医院信息技术系统

目前,数字医疗主要体现在医疗信息系统的建设和应用上。大体上,院内的医疗IT系统可分为两大类,即医院管理信息系统(HIS)以及临床医疗管理信息系统(CIS)。其中,医院管理信息系统(HIS)主要聚焦于医院的行政管理和财务管理事务,即诊疗服务的收费流程以及相应资源的调配运营;而临床医疗管理信息系统(CIS)的核心功能落脚于为临床诊疗活动本身提供服务,是真正意义上的医院生产系统。此外,由于医院各类子系统庞杂、数据复杂性高,信息水平要求较高的大中型医院还会建设信息集成交换平台、临床数据中心(CDR)、医疗商业智能分析系统等辅助或集成系统,以更好地整合全院系统功能、打通各科室的数据。

在所有医院信息系统构成中，电子病历（Electronic Medical Record, EMR）处于核心地位，也是当前政策硬性要求的核心落脚点。这是因为电子病历是基于特定系统的数字化患者记录，而掌握患者信息是整个医学诊疗行为的第一个步骤。电子病历不仅需要保留患者诊疗全过程的原始记录，还需要向用户提供数据、警示、提示、临床决策支持等服务，通过系统接口对接给予其他子系统或功能模块相应的支持。可以说，电子病历的建设是构建现代医疗信息系统的基础。

2. 政府监管及医保信息系统

医疗与大众健康紧密相关，具有很强的公益性，且由于极强的专业性和复杂性，医患之间存在比较严重的信息不对称，所以医疗行业是政府监管最为严格的行业之一。医药行业的信息化对于提升监管效率十分有效，所以服务于医疗卫生行政管理部门的各类监管信息系统也是医疗信息体系的重要组成部分。相比医院信息技术系统而言，多数监管系统的设计和建设要简单很多；对应医疗体系的复杂构成，相应的监管信息系统也包括医疗监管、药品监管、公共卫生监管等多种类别。

医疗保险作为医疗领域最大的支付方，在行业中占据着重要地位，医保信息系统在整个医疗信息化体系中也可谓举足轻重。"金保工程"是覆盖全国的统一劳动和社会保障电子政务工程，医疗保险作为五大社会保险之一，"十二五"期间就被纳入"金保工程"，成为其中的重要模块。

医保是一个社会化的复杂系统，除医保经办管理机构自身的信息系统建设外，还需与医院、基层医疗机构、药店等医保定点单位进行连接，打通双方信息流与资金流，方可实际运行。比如，基层医疗机构端的内部医保信息系统与医保管理端系统通过规范业务、统一代码（涉及人员、病种、药品和耗材、医技服务、收费标准等）、接口衔接，完成有机整合，实现信息流、资金流的打通。

医保控费是一项艰难复杂的长期任务。自2009年新医改启动至今，国家医保政策经历多次调整，相应的医保控费手段也随着发生多次转变，其中一个重要的变化是信息化监控已基本取代成本高昂的人工抽查审核。而在具体支付方式上，由数量付费转向质量付费的大趋势逐渐形成，当前阶段主要推行"总额预付+单病种付费"的复合（如门诊按人头、长期慢性病住院按床日付费等）支付方式，"项目付费"正在被替代。

不过，无论是总额预付还是单病种付费，医保控费仍旧存在明显的弊端，故而更为精细的DRGs（Diagnosis Related Groups）正在试点应用中。DRGs是根据患者信息，综合考虑患者的主要诊断、主要治疗方式，结合患者个体体征，如年龄、并发症和伴随病，将疾病的复杂程度和费用相似的病例分到同一个组中，从而使不同强度和复杂程度的医疗服务之间有了客观对比依据。目前，DRGs已被全球30多个国家或地区采用，是得到普遍认可的先进医保控费支付方法；同时，DRGs方法在医院内部也可用于医疗服务的绩效管理。

3. 区域医卫信息平台

除医疗机构及医卫监管机构自身的信息化外，区域医疗资源的互联互通和信息化也是数字医疗建设的重要内容之一。

区域医疗的信息化至少在以下方面有助于提升行业效率：

（1）提供在线挂号、查看化验单等便民服务；

（2）向医院提供互联网诊疗功能或协助医院更好构建互联网能力；

（3）协调区域内医卫机构，落实分级诊疗；

（4）打通机构间信息，提升医保控费能力；

（5）强化信息透明度，更高效的行业监管；

（6）获取更多维度数据，有助于提升社会经济管理整体水平。

信息技术在医疗卫生领域的应用已经变得日趋重要，随着医院信息体系的建立和完善、政府监管的完善以及医保信息系统和区域医卫信息平台在医疗行业的构建使用，信息技术将在医药卫生行业和体系占据重要地位。

（二）技术突破对蒙医蒙药进步具有重要的意义和作用

科学技术在近一百年经历了三次大飞跃，每一次飞跃都对人类的进步产生了巨大的推动作用，同时为医学科学的发展不断地注入新的动力。随着医学实践和科学实验的发展，医学科学与技术相互依存、相互促进，日益走向一体化。一方面，技术的进步在很大程度上要依赖科学理论的指导；另一方面，科学的发展更离不开先进的技术手段，科学越来越具有工程技术的特点。科学与技术互相渗透，使科学从发现到应用的周期明显缩短，科学物化的速度加快。

蒙医药学作为一门传统的医学科学，具有自己独到的特点和发展过程。但随着时代的发展，人类疾病谱的变化，对蒙医药学的发展也不断提出新的要求，它要跟上时代的步伐，同样离不开现代科学技术。当前人类已进入信息时代，包括医药科学技术在内的各项科学技术通过现代网络信息手段，从普通人不可触及的高端纷纷落地、生根、开花，深入大众生活，正在改变着人们生活的各个方面。

1. 新技术的发展丰富了蒙医理论学说

现代科学技术的发展和应用不断影响着蒙医理论的创新，并为蒙医病因病机学增加了新的内容。蒙医基础理论的突破和创新首先应该以现代哲学为指导思想。但还要看到，理论的创新同样也离不开技术的发展。蒙医学理论具有整体性、系统性的优点，但局部分析不够。由于历史的原因及科技条件的限制，它对微观世界的探及甚少，有些概念与理论过于模糊，存在较多思辨成分，对生理、病理的研究量化指标太少，这是蒙医交流、传播、发展的一大障碍。而现代科学技术的发展将微观世界清晰地展现在医护人员面前，医生及医学研究人员通过对微观世界的探索研究不断地充实以往模糊的医学理论，对生理、病理的研究进行量化。蒙医学理论和现代科学的结合，就是现代医学和传统医学的结合，这使得蒙医学理论走向全面科学化。

2. 新技术的发展促进蒙医实现精准治疗

蒙医临床诊疗技术是伴随着蒙医学的产生，由最初朴素的、简单的治疗手段，随着社会的发展，生产工具等科学技术的进步，不断积累、总结、发展起来的独具特色的诊疗技术与方法。千百年来，蒙古民族在生产生活中对蒙医临床诊疗技术不断丰富，不断创新、发展、完善，积累了丰富的经验，形成了较为完善的理论体系。但是传统的蒙医诊疗手段，更多依靠蒙医师个人的学术积累和临床经验。在诊断、治疗过程中难免存在误诊或治疗失误。随着现代科学技术的不断进步，各种信息采集手段日益发达，蒙医对疾病信息的采集手段，也不能局限于依靠医师个人的肉眼和"三个手指头"了。

进入20世纪以来，各行各业借助现代科学技术得到了飞速发展，人民生活水平得到极大提高。随着时代的发展，作为蒙医学的重要组成部分的蒙医临床诊疗技术要跟上时代的步伐，同样离不开现代科学技术的支撑，要大力借助现代科学技术，促进蒙医诊疗技术发展。科学技术进步对蒙医诊疗技术影响最大的还是治疗工具的进步与发展，特别是现代光学、声学、电子学、数学和分子生物学等多学科领域进入医学学科，蒙医在一定程度上开始借助于现代技术对诊断指标加以客观化、标准化和数字化，赋予诊断指标蒙医理论，逐步形成了具有时代特征的现代蒙医药学，从而使传统的宏观唯物辩证进展到与实验研究及微观、微量、超微结构检测、观察等高新技术相结合的水平，实现了蒙医的精准治疗。

3. 互联网信息技术促使蒙医药走向全面开放的系统

耗散结构理论原理告诉我们，一个体系长期处于封闭状态势必会使内部熵值增加，导致系统的老化与死亡。一个具备生命的耗散结构须具备系统开放性，远离平衡态。生物体是多层次生命物质组成的开放性耗散结构，社会也是个开放的耗散结构，所以研究具有生物属性的人的医学体系，也应是一个开放的耗散结构。蒙医药学也应该作为一个开放系统融入现代网络信息科技革命的大潮中去，真正实现蒙医药现代化。开展蒙医药现代化、信息化建设，就是在进一步继承和发扬蒙医药学优势和特色的基础上，充分利用现代科学技术和网络信息技术的方法及手段，通过重大关键技术的突破，引进技术的创新和高新技术的应用，全面提高我国蒙医药科学技术和信息技术水平。蒙医药现代化、信息化是对现代新思想、新技术、新成果的借鉴和吸收，是传统医药和现代信息技术的完美结合，使传统医药彻底改变以往医生走街串巷上门问诊和"大病小病挤医院"的就医模式。

4. 互联网信息技术促使蒙医蒙药诊断手段的全面革命

结合"声、光、磁"条件下的定量诊断、精准诊断。察言观色和诊脉是蒙医传统的诊断手段、论治依据，是经典的诊断方法，其科学性毫无疑问。但其诊断方法存在明显缺陷，很难量化，即便使用流行病学方法加以分析，抑或靠专家经验打分，最多只是半定量。这种结论在准确性、稳定性、敏感性等方面都会更多地受到医患双方主观因素的影响，已很难被时代所接受。随着科学技术的进步与发展，"声、光、磁"技术充分运用到医学领域，使医学科学技术得到了空前的发展，医学诊断设备在医院各个科室发挥着重要作用。蒙医已经在一定程度上开始借助现代技术对诊断指标加以客观化和标准化。这推进了蒙医诊断的科学性和准确性，实现了定量诊断和精准诊断。

"互联网+"实现蒙医的远程诊断，互联互通。"互联网+"是把互联网的创新成果与经济社会各领域深度融合,形成更广泛的以互联网为基础设施和创新要素的经济社会发展新形态。

2015年4月,国务院办公厅印发的《中医药健康服务发展规划(2015—2020年)》提出:中医药健康产品开发将作为中医药健康服务相关支撑产业重点项目之一,包括中医健康识别系统、智能中医体检系统、经络康辨识仪等中医辨识、干预设备;以及用于中医治疗的便携式健康数据设备等,进一步指明中医药信息化建设的方向和任务。除此之外,还要探索惠民的中医服务新模式,鼓励移动医疗、远程医疗等发展与创新,开展远程智慧医疗平台试点,实现中医远程会诊、双向转诊、远程培训等功能,为民众提供更为个性化的中医医疗养生康复服务。可以说,实现"互联网+"医疗健康是政策所向、大势所趋。

"互联网+"医疗健康的概念,就是利用技术促进医疗健康的精准管理,改变医疗服务模式,增强服务能力,提高保障人们健康水平。"互联网+"医疗健康是以互联网为载体、以信息技术为手段,包括通信(移动)技术、云计算、物联网、大数据等,与传统医疗健康服务深度融合而形成的一种新型医疗健康服务业态的总称。

在"互联网+"背景下,移动互联网及新技术从深度和广度两方面加速经济和社会的转型升级和进步,传统的蒙医面临着变革和机遇。医疗健康服务涉及面广、无地域限制、患者无行业差别,互联网技术的应用在很大程度上保障了各方的利益需求,"互联网+"医疗健康能够构建以患者为中心的服务网络体系,真正实现远程诊断、互联互通的全面覆盖。

简而言之,技术突破和蒙医药的融合并不是单纯意义上的简单叠加,而是将信息通信技术、互联网平台与传统行业深度融合,从而创造出新的发展生态。

## 二、中国蒙医药信息化建设的必要性

党和国家历来十分重视包括民族医药在内的民族文化遗产的继承和传播工作。自治区各级政府认真贯彻中央精神,做了大量的挖掘和保护民族文化遗产的工作,并获得了可喜的成绩。目前,蒙医博士、硕士和本科专业人才活跃在各级蒙医医院、蒙医学院、蒙医研究单位。政府在政策上大力扶持蒙中医药事业发展,2006年内蒙古自治区人民政府出台了《内蒙古自治区人民政府关于进一步扶持蒙医中医事业发展的决定》,同时,为切实解决制约蒙医药行业发展的问题,自治区政府从经费投入上实现了大跨越。

蒙医药是蒙古族民族文化的重要组成部分,也是民族文化的具体表现,蕴含着深厚的民族文化底蕴和民族情感。蒙医蒙药产业的发展,对于弘扬民族医药事业,发展民族地区经济,增进民族团结具有非常重要的现实意义。然而,由于蒙医蒙药科技基础差、信息化建设起步晚等原因,目前在信息与技术领域仍处于十分落后的状态,且存在退化或失传的趋势。蒙医蒙药与现代医学和中医药学的发展差距正在加大,远远不能适应广大人民群众对民族医药的需求。在现代医药卫生发展过程中,用高科技手段保护和发展民族医药已成为摆在政府、医务工作者、蒙医蒙药研究人员和科技工作者面前的当务之急。

由于蒙医蒙药的特点及历史发展的原因,蒙医蒙药这项比较特殊而又涉及千家万户的行业、分布广、信息交流匮乏，出现了各自为政的局面。医院与医院之间、专家与专家之间没有形成一个顺畅的持久交流与沟通平台，造成了蒙医蒙药资源的极大浪费。各级蒙医医院及医务工作者十分渴望相互沟通，学术交流，共同提高学术水平和医疗水平。

当前，整合蒙医蒙药信息资源，搭建能够为广大的医务工作者、蒙医医院、科研院所、管理者提供比较完整、系统的信息资源的平台已成为当务之急，也是该行业发展壮大的基础，是行业所需。

蒙医蒙药为国家的医药事业发展作出了重要的贡献，蒙医蒙药产业蕴藏着巨大的社会价值和经济效益。蒙医蒙药无论在理论上还是在医疗实践上都随着现代医学的进步而得到了不错的发展。但是，蒙医药信息化整体发展和应用水平总体上落后于当前互联网技术时代的要求。蒙医蒙药信息共享程度较低，共享技术滞后。

实现蒙医蒙药的网络化、信息化是时代所需。为了保障项目工作的连续性，更好地进行项目成果高效率转化利用，深入挖掘蒙医蒙药信息资源，创建中国蒙医蒙药数据中心，建立蒙医蒙药信息公共服务平台，构建涵盖蒙医蒙药文化传承、人才培养、科学研究、标准建设、成果转化、国际合作、政策法规以及蒙医蒙药知识库、数据库等内容的蒙医蒙药信息服务体系，逐步实现大数据、云计算、网络环境下的蒙医蒙药信息产业化，对于蒙医蒙药产业发展至关重要。

（一）信息化建设是蒙医蒙药传承和发展的需求

目前，蒙医蒙药的独特功效和医疗作用越来越多地得到广大医务工作者和患者的关注，蒙医医院和蒙医医护人员越来越多地得到各级政府的重视，也得到广大患者的认可和信赖。蒙医蒙药作为中国传统四大民族医药之一，担负着为祖国各族人民乃至全世界各国人民救死扶伤的任务。由于信息、技术及财力不对称，造成技术创新能力薄弱，产业体量难以壮大的问题在蒙医蒙药行业中普遍存在，导致工艺设备落后，缺少优势产品，综合竞争力不强、产品的知名度和市场认识度还有待于提高的问题。诸多问题中信息化程度低、孤岛效应显著是重点问题，这使得蒙医蒙药的传承、研究、发展远远无法满足人们渴望健康的需求。蒙医蒙药信息的挖掘、收集、整理及系统化、信息化是蒙医蒙药传承和发展的必然需要。

（二）信息化建设是蒙医蒙药满足市场需求的必由之路

蒙医蒙药是蒙古民族在长期的劳动生活实践中研究、传承、开创、积累而形成的理论体系，其初心是救死扶伤。随着社会的不断发展，蒙医蒙药文化越来越被社会认可及接受，并被加以开发利用。但是，因信息社会发展日新月异，蒙医蒙药在研究、传承和发展过程中没有跟上信息化发展的步伐，各个蒙医医院或者蒙医蒙药工作者之间形成了"信息孤岛"。由于对蒙药药理、药效以及作用范围宣传不到位，导致消费者对蒙药的疗效机理缺乏深入认识。蒙药推广的力度不够，市场开拓渠道少，销售手段单一，仍然靠传统销售手段，这些问题都制约着蒙医蒙药产业的发展。蒙医蒙药的优势和特色缺少理论和数据支撑，在市场推广过程中难以形成与西药、中药及其他民族药的竞争优势，严重影响了蒙医蒙药进入国内医药市场的渠道。蒙药在内蒙古自治区以外市场销售过程中反映出缺少蒙医推介的现实问题，蒙医蒙药的基础理论和诊疗方法更是难以被中、西医及其他民族医学所认可接受。

当前,蒙医蒙药经过长期发展和创新已经成为人类医药领域的重要组成部分。蒙医医院遍布内蒙古及周边蒙古族居住区域,各族人民对蒙医蒙药的需求日益增长,蒙医蒙药的独特功效亦得到广大患者的认可和接受,蒙医药信息化建设势在必行。

蒙医药信息化是蒙医蒙药向现代化、国际化发展的必经之路,也是时代赋予我们的神圣使命。不忘初心,弘扬开创蒙医蒙药的祖先们的初心,发挥蒙医蒙药的优势和特色,应用现代科学的先进方法和技术,加强各个层面的研究,以满足市场需求。

蒙医药信息化建设不但有助于推动祖国医药事业的全面健康发展,更有利于各民族同胞的身心健康,也促进了蒙医蒙药的深入研究和探讨。

本书基于蒙医蒙药事业发展的重大意义和当前存在的问题提出了建设蒙医蒙药综合信息资源库及共享服务平台的现实意义。目的在于通过进一步深层次挖掘、整理蒙医蒙药这一独特的文化遗产,建立特色蒙医蒙药文化资源库,点面结合,使系统化的、知识化的蒙医蒙药民族文化融合现代信息手段和现代网络技术展现于世人面前。

# 第三章　中国蒙医药信息化建设的环境及政策研究

## 一、中国蒙医药信息化建设的文化环境

### (一)蒙医蒙药发展的文化环境

作为我国民族医药事业的重要组成部分,蒙医蒙药已成内蒙古自治区医药卫生事业发展的重要特色,随着政府对蒙医蒙药的重视,相关法律法规不断完善,蒙医蒙药在社会中的影响力越来越大,蒙医蒙药教学事业也迈进了新阶段,很多留学生专门对蒙医学进行研究,可以说,蒙医学不仅对我国医疗事业的发展产生直接影响,同时也是促进中外交流的新途径。

当前,蒙医蒙药发展的文化环境仍存在一些问题和不足。只有在认清这些不足的基础上,保护好、传承好、利用好作为非物质文化遗产的蒙医蒙药,才有利于弘扬民族优秀传统文化。

政府的扶持力度有待加大。个别县区级政府对蒙医蒙药事业财政资金投入不够,相关政策也没有全部落实到位,部分以蒙医蒙药为主的医院为了获取经济利益不断扩大西医规模,使蒙医蒙药的地位被削弱,这不利于作为非物质文化遗产的蒙医蒙药的传承和保护。

业务人才、科研队伍需加强建设。内蒙古自治区虽然已经建立了旗县级蒙医医疗机构,蒙医蒙药行业也有几千名临床、科研及教学工作者,但是仍需进一步加强理论、临床、实践相结合的高层次业务人才与科研队伍建设。调查显示,大部分蒙医蒙药相关专业的毕业生临床技能差,理论知识不扎实,理论联系实际的能力不强,导致蒙药的优势没有充分发挥,而经验丰富的专家以及青年蒙医学骨干交流不够频繁,导致传统蒙医学与现代医学没有紧密结合,蒙医蒙药事业后备人才严重不足。

所以,今后如何将"传"与"承"有效地结合,使两者积极沟通、取长补短、互利互用,成为蒙医蒙药保护和传承的关键一环。结合蒙医蒙药产业的现状,其未来文化环境的构建可以从以下几个方面开展。

形成人才培养机制。"蒙医蒙药的传承离不开医学教育",说明医学教育在蒙医蒙药传承中具有重要地位,调查研究显示,蒙医蒙药相关专业的招生规模不断扩大,这些专业深受广大学子的喜爱,选择读研、读博的人数越来越多,毕业生就业形势良好,这些现象表明我国蒙医蒙药发展拥有良好前景。各高校在发展相关学科的过程中,需要使学生扎实基本功,并将理论教学与实践教学联系起来,加强与蒙医中医院的交流合作,为在校生提供更多实践机会。高校可以聘任一些资历深厚的蒙医专家作为客座教授,为学生讲述临床经验,使学生认识

到不足之处，通过各种渠道不断丰富自己的知识储备，同时，深入贯彻"治未病"的思想，将蒙医蒙药知识与现代保健医学紧密结合，不断扩大蒙医蒙药知识的应用范围。另外，要加强老年专家与青年骨干之间的交流，老年专家将自己毕生的经验传递出去，青年骨干也要积极学习，使蒙医蒙药文化能够在传承中发展。

加强与世界各国的交流。走向世界已经成为蒙医事业发展的必然趋势，目前有很多国家邀请中国蒙医前去援助，同时也有相当一部分外国学者直接来到中国蒙医中医院就诊，可以说，蒙医医疗机构已经逐渐成为促进中国与世界各国交流的新地点。为了进一步促进这种交流，我国应该积极组织和举办线上线下医学交流会议，邀请国内和国际专家参与到会议讨论中，一方面提升蒙医在世界上的知名度，另一方面积极吸收外来知识，促进蒙医事业的进一步发展。

进一步弘扬蒙医蒙药文化。蒙医蒙药事业的发展不仅包含学术问题，同时也包含文化传承问题，其中蕴含着蒙古族人民的民族感情和精神，因此，应该进一步加大对蒙医蒙药文化的宣传力度，抓住政府将蒙医蒙药作为非物质文化遗产的机遇，积极收集和整理传统蒙医资料，避免流失，为文化的传承打下基础，有关部门也应该建立蒙医蒙药标准体系，有效保护这些文化遗产。近年来，内蒙古自治区逐渐将蒙医传统疗法和技艺列入非物质文化遗产名录，不仅对保护和发展蒙医蒙药具有重要的意义，而且对传承蒙古族民族文化给予了支持。

（二）医药信息化的发展环境

2021年3月《中华人民共和国国民经济和社会发展第十四个五年规划和2035年远景目标纲要》（以下简称"十四五"规划）发布，其中第十五章第二节"加快推动数字产业化"提出：培育壮大人工智能、大数据、区块链、云计算、网络安全等新兴数字产业，提升通信设备、核心电子元器件、关键软件等产业水平。构建基于5G的应用场景和产业生态，在智能交通、智慧物流、智慧能源、智慧医疗等重点领域开展试点示范。鼓励企业开放搜索、电商、社交等数据，发展第三方大数据服务产业。促进共享经济、平台经济健康发展。

大数据处理技术的战略意义并不仅仅在于掌握最丰富的大数据处理信息，而是根据其中最具有意义的数据实施专业化管理。医药行业很早就面临着海量数据分析以及非结构化数据分析的挑战，但近年来不少发达国家都开始积极推动医药信息化发展，这样就让不少医疗研究机构和资本都在进行大数据挖掘。

大数据的价值不在于"量大"，而在于全面和有用。价值含量、挖掘成本比数量更为重要。对医药行业而言，怎样使用这些大数据是赢得竞争的关键。

**二、中国蒙医药信息化建设的人才支撑**

（一）蒙医蒙药产业发展人才支撑研究现状

发展是第一要务，人才是第一资源。习近平总书记指出，"要实行更加积极、更加开放、更加有效的人才引进政策，聚天下英才而用之"。无论传统产业改造升级，还是新产业发展壮大，人才都起到保障和支持兴盛的作用，是经济转型的关键一环。千年蒙医蒙药，草原瑰宝。

目前,蒙医蒙药产业是通辽市新兴支柱产业之一。通过深入内蒙古蒙药股份有限公司、内蒙古库伦蒙药有限公司、科尔沁药业、内蒙古民族大学等地,采取实地察看、听取、交流等方式,我们了解到蒙医蒙药人才结构、分布、类别、数量、职称、需求,以及调研分析了蒙药人才对产业发展的支撑作用,并对解决人才短板问题提出了相应的对策建议。

为贯彻落实"五个结合",汇集一批地方蒙医蒙药一、二、三产业技术人才,内蒙古自治区各级人民政府通过"请进来、走出去"的多种方式,开阔蒙药产业技术人员知识眼界、提高产业人员素质,定期编制发布《蒙医蒙药急需紧缺专业人才需求目录》,开辟蒙药人才就业引进"绿色通道"。各级人民政府每年都定期组织召开一次全国高校蒙医学院蒙药专业人才公开招聘会,不断吸引全国蒙医蒙药相关专业人才,并且制定鼓励扶持机制。

内蒙古自治区全区科研基地建设较快,科研立项较多,成果初步显现。近五年来,仅由通辽市承担完成的各类重大科研计划项目就达到了200余项,主要涉及国家科技支撑专项、973前期专项技术、国家药物创编专项技术、国家自然科学基金项目、部委课题、地区政府课题和省市校合作项目等,其中获得国家专利12项,国家新蒙药证项目2项,国家药物治疗临床科研批示5项,国家鉴定的高新技术成果17项,并获得多个地区科学技术进步奖和国家自然科学奖一等奖。通辽市研制出来的我国首例三类蒙药"冠心舒通胶囊"获得内蒙古自治区科学技术二等奖。通辽市具有国家发明专利3项,国家实用新型专利2项,其中蒙药种类多达240余种。同时自治区还依托内蒙古民族大学,成立了国家级蒙药研究重点试验室、内蒙古自治区蒙药研究重点试验室和内蒙古蒙药研究所,为新药研发和生产转化创建了平台。内蒙古民族大学每年培养蒙医、蒙药本科生200余人,已经成为全国蒙医蒙药人才的主要输送地之一。

(二)蒙医蒙药产业发展人才支撑存在的问题和困难

现有人才支撑无法满足产业发展需求。全区蒙药产业涉及古籍研究,药材种植、采集、加工、提取,药品研发、制药、流通、销售等一、二、三产业诸多环节,缺乏新型、高端人才,甚至古籍研究、蒙药种植、生产工艺等环节人才支撑匮乏。以通辽市库伦旗蒙药厂为例,现有员工总数217人,其中专业技术人员70余人,包括具有高级职称人员4人。又如,内蒙古蒙药股份有限公司在册员工总数308人,包括业务员48人、车间工人145人。其中包括相关专业人才57人,占总人数的18.5%;高级职称人员48人,占总人数的15.6%;各岗位技术工人138人,包括挑选、制粒、粉碎、维修、电工、操作工等岗位,占总人数的44.8%。

企业员工年龄结构老化。以内蒙古蒙药股份有限公司为例,技术工人平均年龄达40岁。其中,一线的老员工多数为工龄10年以上,平均年龄达45岁。一般情况下,不到退休年龄用人单位不能辞退员工,同时又招不进年轻的人员,只有近两年来才通过各种招聘会不断地将年轻人充实到一线。

蒙医蒙药专业性人员稀缺。当前,蒙医药行业面临的问题是人才匮乏,包括种植、处理中草药的专业技术人员、高层次药品研发人员、蒙汉兼通的蒙药产品区外营销人员。首先,在药材种植环节上,尽管当前自治区种植基地较多,但在掌握种苗繁育、种植管理、初加工、储存、运输等具体业务上多数由安徽亳州、河北安国等国内传统中药材产地引进的人才做技术指导工作,本地人员很少掌握关键环节技术。所以发展野生药材驯化、种苗繁育、仿野生种植、集中种植等方面严重缺乏技术人才。在处理药材的工艺流程上,工艺的好坏决定药材的利用程度。如一棵黄芪切得越多越薄才能体现价值,技术好的工匠最多能切30片,目前蒙医蒙药公司缺少这类高级技工以及专业学蒙药的操作员。其次,缺乏高层次研发新药人才。比如当前民众重大疾病如癌症、常见病如高血压及具有保健预防作用的药品的研发人员缺失。这一点是蒙药治疗疑难杂症怪圈的突破口。我们了解到蒙药市场一般都集中于蒙古族集聚区。从全国范围来讲,市场开拓空间很大。但是目前最紧缺的就是蒙汉兼通的蒙药产品区外营销人员。一方面,汉族学生学市场营销专业来应聘蒙药厂的较少;另一方面,药学专业的大学生大多数为蒙古族学生,汉语沟通协调能力不是很强,做药品推销有一定的困难。

引进、留住人才机制不健全。主要表现:一是引进人才方面未制定"蒙药紧缺人才目录",未能利用现代化网络平台及时公布蒙药人才需求信息,导致人才招聘会难以招聘到企业急需人才;二是政府层面对蒙药人才流动情况缺乏跟踪服务,只是对于容易统计的蒙医人员情况能做到基本掌握。招进实用人才不易,留住人才更不易,从近两年的情况来看,企业虽然招进一些年轻的蒙药专业的大学生,但是能留下来安心工作的比较少;尤其是女孩大多数由于制剂车间工作量大、单调,上岗仅仅1~2年就辞职另选其他工作。

评价机制衔接缺位。主要表现:一是专业技术人员职称评定难。国家职业认定权限调整后,药剂师由考试认定转为评审。这造成近两年来新招聘员工职称评定出现空当,专业人员不知道去哪个部门申报、具备的条件及要求是什么,导致企业内部培养目标不明确。同时职称评定还存在论资排辈、众人过独木桥的现象。二是蒙药学徒人员、"土专家"认证上虽然已初步制定认定办法,但具体落实较为缓慢。

人才政策环境欠优。目前,自治区政府主要从发展蒙医蒙药产业的角度制定了相关规划、工作部署等,但没有把蒙药产业人才作为单独一项工作来抓,导致蒙药人才工作落实并不到位。

(三)蒙医蒙药产业发展人才支撑的对策建议

内蒙古自治区印发《振兴蒙医药行动计划(2017—2025年)》提出,全区要多渠道培养蒙医蒙药人才,强化队伍建设,提高从业人员专业能力和服务水平。结合现实情况和有关支持政策,提出如下建议:

营造人才氛围。一要努力营造尊重劳动、尊重知识、尊重人才、尊重创造的良好氛围,每年春节、劳动节、中秋节等重要节假日,相关领导前往企业集中走访、慰问专家型人才和一线员工,对各自岗位上做出的业绩给予及时肯定和鼓励。二要提高待遇留住人才。地方政府可以考虑为招聘进来的大学生提供住宿、通勤车接送或补助交通费等,减少新就业大学生的生活压力,提高职工的工作积极性。三是降低门槛,提高职业期望值。有关政府出台的人才引进实施方案,加大了对基层医疗卫生机构引进人才的政策支持力度,比如:将蒙医蒙药专业中级职称评审通过比例由原来的70%提高到现在的80%;对于有突出贡献的蒙医蒙药中青年专家、自治区321人才工程人选等高层次人才,超出岗位设置比例的,按照特设岗位对待,不受岗位数量控制,直接给予聘任。

挖掘、用好现有人才。流传在民间的偏方是新蒙药开发研制的最大最有效的资源。民间蒙药制药工艺是最好的蒙药技术成果,制药工艺传承人是最广泛最直接的蒙药传播和宣传者。然而民间偏方和制药工艺具有零散、久远、家族传承等特点,需要重新收集整理。库伦旗收集整理民间蒙药验方542种,民间传统蒙药炮制技艺近20种。这些传承者一般掌握着祖传或师传偏方,缺少系统的理论功底,自制自酿药物,以患者或亲属口传、介绍等方式看病抓药,虽然有疗效但众人知之甚少,药方只是流传在部分群体之中。而由于年龄、职业或其他因素,他们没有执业资质,不能公开看病抓药。因此,内蒙古民族大学蒙医蒙药学开设研修班,为民间蒙医传承者提供深造学习的机会,为这些人才的进一步成长创造条件。另外,蒙药企业可以通过校企合作研发新药品,与蒙医蒙药传承者协商,购买知识产权,扩大民间偏方的生产、加工,使其浮出水面,走向正规化,成为处方或非处方药物。同时,自治区相关部门要总结蒙医蒙药师承教育经验,制定师承教育标准和相关政策措施,探索不同层次、不同类型的师承教育模式,丰富蒙医蒙药人才培养方式和途径,落实名、老蒙医蒙药专家学术经验继承人培养与专业学位授予相衔接的政策。

抓好高端人才培养。一方面,进一步加强高层次、高学历的博士或研究生蒙医的培养,在蒙药研发、药物制剂技术方面加强本科及以上学历人才培养。建议成立全国性的民族医药大学。从蒙医蒙药文化安全来讲,国际上,蒙古国很多蒙医蒙药理论、技术大部分是从内蒙古通过留学、学术式会议等方式移植过去的。目前,蒙古国留学回国人员已经较全面、系统地学习到了蒙医文典、药学理论,一旦由外资主导成立蒙医蒙药的高等学府,中国将会失去国际上蒙医蒙药领域的话语权,失去随后的蒙医蒙药产业发展过程中很多高精尖最新研究成果知识产权,蒙医蒙药产业发展将会面临巨大的阻碍。而自治区的通辽地区在人才培养、技术研究、历史渊源上都有优势,有能力成立全国性的蒙医蒙药大学。

另一方面,加强理论与实践相结合,目前各旗县市区建立中蒙医院以后,蒙医专业学生实习地点有保障,从实践中得到提高的机会较多、较稳固。对药物制剂专业学生而言,是否也可以在全市范围内与制药厂、药材种植基地建立长期的生产、教学、实习、服务一体化合作关系,使这些专业学生边学边习接触实际药物种植或制作生产过程,做到理论与实践结合。当学制完成时基本能够了解未来工作状态,毕业时基本能够确定是否从事相关工作,可以避免目前很多时候招到的应届大学生难以留在企业工作的尴尬状况。对于药材种植、切割生产工艺(如切黄芪片剂)人才尤其需要实行师傅带徒弟,手把手地教,才能真正出师,保留下异地人才的技能。

加强蒙医蒙药宣传队伍建设。内蒙古自治区通辽市成立了蒙医蒙药古籍文献翻译工作室,对现存的388部、524册蒙医古籍文献进行翻译整理,已翻译整理出版《医学四本木》等10部约206万字的藏译蒙、蒙译汉经典医药文献;并成立通辽市蒙医蒙药发展学会,协调开展蒙医蒙药制定标准等工作。今后,将进一步加强蒙医蒙药基本理论的翻译工作,同时培养一批宣讲团,到基层、到汉族地区、到区外,用通俗易懂的方式广泛地宣传蒙药的功效作用,增强全社会对蒙药的了解,从而为打开蒙药销售市场奠定基础。

提高人才管理信息化水平。蒙药产业的未来发展必然应用现代工艺技术、信息传播、网络宣传、管理等先进科技。因此,蒙药产业发展需要更多掌握现代加工工艺的人员,同时加快人员管理平台信息化建设,为全方位服务人才工作创建现代化的便捷途径。

### 三、中国蒙医药信息化建设的政策支撑

中共中央、国务院通过有关推动中医药传承创新发展的建议,提出了"以信息化技术支持服务体系建立,研发中医智能辅助治疗系统,并推动开展线上线下的整合服务和远程诊疗服务。依托现有的网络资源,建立国家和省部级的中医药数据中心。加快建设国家中医药质量综合统计制度,完善中医药质量综合监督网络系统,综合利用抽查抽检、定点监控、违法失信惩戒等技术手段,做到精确有效监督"。

在中医药信息化建设过程中,地方政府也制定了许多相应的政策来保障和支持少数民族中医药事业发展。以内蒙古自治区为例,自治区政府在蒙医蒙药事业发展方面相继出台了《内蒙古自治区人民政府关于进一步扶持蒙医中医事业发展的决定》《内蒙古自治区蒙医药中医药条例》《"健康内蒙古2030"实施意见》《"十三五"七大战略性新兴产业发展规划》《蒙医药中医药发展战略规划纲要(2016—2030年)》《蒙医药中医药健康服务发展规划(2016—2020年)》《蒙药材中药材保护和发展实施方案(2016—2020年)》《促进医药产业健康发展实施方案》《"十三五"食品药品安全发展规划》等政策文件,把政策作为中医药信息化的有力保障。为深入贯彻习近平新时代中国特色社会主义思想,认真落实党中央、国务院和自治区党委、政府决策部署,全面振兴发展蒙医蒙药,推动蒙医蒙药事业全面持续健康发展,内蒙古自治区又制定了《内蒙古自治区振兴蒙医药行动计划(2017—2025年)》。

2015年开始,国家中医药管理局安排专项资金5.8亿元,实施基层医疗卫生机构中医诊疗区(中医馆)健康信息平台建设项目,支持各省(自治区、直辖市)建设省级中医药数据中心,通过搭建中医馆健康信息云平台,提升基层中医馆信息化水平;同时,还安排专项资金1000万元,实施中医药信息标准研究与制定项目,开展100项中医药信息标准的制修订。

"十四五"规划中第四十四章第四节"推动中医药传承创新"提出:加强中西医结合,促进少数民族医药发展。加强古典医籍精华的梳理和挖掘,建设中医药科技支撑平台,改革完善中药审评审批机制,促进中药新药研发保护和产业发展。

在中医药信息化建设上,还要求提升"互联网+健康医疗"信息服务水平,进一步完善健康医疗大数据分析应用,促进地方政府部门之间健康医疗信息系统与公共健康医疗数据的互通融合、公开共享,积极开拓健康医疗信息公共服务的新模式。建设完善的自治区、盟市、旗县三级卫生健康信息网络平台。健全健康服务应用系统,健全城乡居民电子健康档案、电子病历,以及全员人口健康信息系统和三大基本资源库。建设并完善技术标准与技术规范体系、信息网络与安全管理体系、运维保障与管理制度;推进居民保健卡使用,实行以人为中心的卫生服务与健康管理。截至2020年,全国重点城市完成范围内"网上预约分诊、远程医疗和

检查检验结果共享互通",完成跨部门、跨地域的卫生信息资源共享,在医学、药品、卫生服务与保健信息等有关领域数据融合利用工作取得了突出进展,建立自治区及区域临床医学数据管理应用示范中心,并基本达到了城乡居民持有标准化的电子健康档案,以及功能齐全的电子保健卡。预计到2030年,随着卫生健康医疗大数据分析、"互联网+健康医疗"、居民健康医保卡等的广泛深入运用,健康养生医疗大数据分析技术应用产业发展理论模型可以基本形成。

# 第四章　中国蒙医药信息化建设的技术条件研究

## 一、中国蒙古文信息化的现状和发展

### （一）蒙古文信息化的发展历程

蒙古文字是一种用来书写蒙古语的文本，主要内容包含目前中国境内蒙古族所用和通行的一种回鹘式现代蒙古文——又被人们称作传统蒙古文字，以及目前蒙古国人民主要使用的现代西里尔蒙古文。传统蒙古文对我国蒙古族的文明社会发展历史产生了很大影响，通过它们保留了大量的历史文化遗产。经过统计调查研究，用传统蒙古文翻译写作的文学历史文献、文学作品、语篇翻译工具书及用蒙古文翻译的汉文经典、佛学典籍等有1500余种。可以说，蒙古文信息化对继承和发扬传统蒙古族文化有着重要的意义。

目前，内蒙古自治区土地总面积118.3万平方公里，占全国总面积的12.3%；人口总数2404万，其中蒙古族为424.78万，占17.67%。按照《中华人民共和国民族区域自治法》等规定，内蒙古各级政府机关、企事业单位、社会团体在标准字体应用中应当同时使用标准汉文和蒙古文两种基本文字。蒙古文字作为现在内蒙古自治区的通用语言文字，在行政、司法、教育、宣传、科技等方面与汉字同等重要，并被广泛使用，蒙古文的信息化是内蒙古地区信息化建设的基础。

信息技术的产生及迅速发展，给人类社会带来了翻天覆地的变化，民族语言文字的信息化也正在改变着少数民族地区未来的生产方式、生活方式。内蒙古自治区从20世纪80年代初开始，在国家、地区各级政府部门及社会各界的支持下，开始了蒙古文信息处理技术的研究。传统蒙古文信息化起步于1984年，1999年被ISO10646认可，2000年实现了国际编码，但由于几年来一直没有达到国际编码组织规定的"统一并且唯一"要求，加上传统蒙古文与满文、锡伯文同为世界上极少数几种左写、竖写的文字体系，这就导致了与世界其他文字排版输入体系间的兼容问题越来越严峻，甚至因为在计算机编码领域里强制加入了传统蒙古文语法规则，使得传统蒙古文信息无法跨语种、跨平台实现文本交换与管理，严重限制着传统蒙古文信息化进程。

工信部于2010年和2011年分两批启动了电子信息产业发展基金"蒙古语言文字软件开发及产业化"专项。同时在2010年Windows 7中提供Mongolian Baiti字体，传统蒙古文才真正能够进入应用阶段，这使2011年成为蒙古文信息化的再开局之年。在这之前蒙古文系统的编码都是企业各自独立开发的，互不兼容，互相不能交换信息；具体如北大方正系统编码、内蒙古蒙科立编码、赛音编码等十几种编码共存的状态持续了十几年。

由内蒙古人民出版社承担的"蒙古文工具书在线服务项目"对《蒙古语辞典》等11部蒙古文工具书进行了数字化加工,词条数目达30余万条,能够为广大蒙古语文工作者和区内外各族群众提供优质高效的数字化在线服务。

由内蒙古大学承办的"蒙古文自动校对系统"建设项目是以传统蒙文校对为主的多功能应用软件,有纯文本版、PDF版、网络版、批量处理版4个版本的校对系统;同时支持国际标准编码、方正编码、蒙科立编码。该处理系统中的词形、错字查错查误准确率远超90%,读音纠错查误准确率远大于97%,编码转换准确率已超过了90%,同时还集成了常用编码转换、拉丁文转写、词条排序等辅助功能,受到用户广泛好评。

由内蒙古大学计算机学院团队建设完成并近期上线的"蒙古语幼少儿音视频共享平台"是全国首个蒙古语幼少儿音视频共享平台。该共享平台提供了优秀的各类蒙古语故事、儿歌、诗词、文学、动画片、手工艺等近千个音视频资源,让蒙古族少年儿童可以方便快捷地收听和观看蒙古语优质资源,受到蒙古族少年儿童的普遍欢迎。

(二)蒙古文信息化建设的必要性

信息技术的发展和语言文字的信息化,为内蒙古自治区提供了新的发展机会与巨大的挑战,我们有责任和义务在新的历史条件下,将蒙古语言文字这一珍贵的非物质文化遗产作为一种财富、一种资源、一种工具,赋予它新的时代特征、内涵和活力,继续发扬光大。

尽管各界专家、教授致力于研究工作,但内蒙古自治区传统蒙古文信息化的应用仍处于初级阶段,同时也因为目前的蒙古文信息处理系统还停留在文字录入、图文编辑、输出、检索、蒙古文网站管理等领域,远远适应不了内蒙古自治区科技、经济日益发展以及广大农村牧区群众的需求。

从社会发展需求层面来看,蒙古文信息化处理技术的基本具体情况有:第一,蒙古文作为我国蒙古族精神文化体系建设的主要传播工具之一,是影响我国五千多年来的精神文明体系建设及其发展历史中不可缺少的一部分,存在其特殊的社会地位,也具有政治、经济、人文教育价值,是内蒙古自治区传播最新科技知识的主要工具之一,特别是对于基层的农牧业贫困地区能够起到巨大的作用。目前在基层地区苏木、嘎查和艾里(村庄)宣传党的方针政策、社会主义新农村建设政策,获取现代科技信息及医药医疗信息等方面都存在很多语言障碍。这是由于在这些基层地区,很多农牧民不认识汉字,有的牧民甚至无法听懂汉语,导致无法直接接收或理解信息化产物。因此,推进传统蒙古文信息化建设,不仅可以实现不同民族、文化之间的交流和沟通,而且可以促进广大蒙古族农牧民对国家政策、社会时事、医药救治最新信息的理解,进而使信息化建设成为实现中华民族伟大复兴的重要手段之一。

从蒙古文信息处理技术研发管理层面来看,存在的主要问题包括:①蒙古文信息处理标准体系还不够健全、不够完善。因为没有统一的标准,开发商各自为营、互不沟通,从输入法到各类蒙古文软件都不相容,从而导致重复劳动,各种应用软件所产生的内容资料也没法共享。②蒙古文信息化科技研究人员的缺乏。尽管蒙古语言文字信息化人才数量较过去有了很大增加,但相对于汉语言文字信息化人才数量来说,既了解少数民族语言文字,又懂得信息技术的人才还处于大量缺乏状态。③由于资金投入缺乏,跨平台发布技术和软件开发严重滞后,蒙古文手机短信、手机上网应用数量很少。蒙古文软件开发水平参差不齐,开发公司规模往往很小,资金投入量小,软件开发还没有形成大规模的产业链,从这个角度来看,也需要我们加快蒙古文信息化建设的步伐。

**二、中国蒙医药信息化的相关技术条件**

信息化是蒙医蒙药事业发展的必经之路,蒙医药信息化是内蒙古自治区社会信息化的一部分,也是内蒙古自治区医药卫生信息化的重要组成部分。目前蒙医蒙药信息库及平台建设方面积累了丰富的技术和实践经验,为下一步整体推进信息化建设提供了人才、数字、技术支撑。

(一)人才基础的支撑

跨国合作研发队伍拥有较高研究水平与开发实力。内蒙古德力海信息技术有限公司(以下简称"内蒙古德力海公司")、内蒙古出版集团与阿拉慕斯国际株式会社共同创立了一支技术实力雄厚、年龄专业结构合理的国际标准编码蒙古文信息技术专业化研发与实施团队,在多年的国际化软件研发与技术服务过程中积累了丰富的经验。这支专业化的项目团队决心抓住国际标准编码蒙古文信息化技术研究与产业化运营的机遇和挑战,紧紧围绕民族文字信息化、标准化主战线,继续在国际标准编码蒙古文的全媒体信息发布技术研发、非标准编码内容资源的标准化转换技术研发、运营服务体系建设方面投入必要的人力、物力和财力。同时,内蒙古德力海公司和阿拉慕斯国际株式会社现有专业从事蒙古文国际标准编码体系与非标准编码方案研究、全媒体应用技术开发以及运营服务领域的人才队伍、研发基础成果和部分资金、研发实施场地,将全力投入本项目的研发、实施及运营的整个过程中,努力实现民族文字内容资源的标准化、实用化。

蒙古文信息技术的校企合作教学培训基地输送专业人才。内蒙古德力海公司与内蒙古财经大学、内蒙古民族大学、布特蒙古文信息化研究中心、中标软件有限公司等多家高等院校、科研院所以及从事蒙古文信息化应用开发的公司、民间机构建立了良好的战略合作关系。其中,通过与内蒙古财经大学共同建立"国际标准编码蒙古文信息技术教学培训基地",在该校蒙古语授课本科各专业课程体系中引入了国际标准编码蒙古文信息技术和应用课程,并已经开始实施教学培训活动,可作为本项目研发过程中的软件测试、内容校对的人才储备和主要场地。

(二)数字基础的支撑

蒙古文信息技术的全媒体研究实验环境已经建设完成。内蒙古德力海公司已建成国际标准编码蒙古文信息技术的全媒体研究实验环境:①国际标准编码蒙古文网络应用与云服务平台研发实验环境。②主要从事多文种集约式网站群内容管理与全媒体发布云平台、多文种集约式全媒体电子商务(B2B、B2C)网站群云平台、多文种集约式中小公司ERP & CRM

云平台的研发与测试。③国际标准编码蒙古文桌面计算机（智能终端）应用研究实验环境。④Windows、Mac OS X、Linux等主流计算机操作系统应用研发与测试。⑤国际标准编码蒙古文智能终端应用研究实验环境。⑥从事iOS、Android等主流智能移动设备以及智能电视操作系统应用研发与测试。

蒙医蒙药基础信息资源已经录入数据库。通过几年艰苦的信息采集工作，项目组已采集、录入、上传了1200多万字的信息条目，并开发了相应的信息资源数据库。2013年、2016年两期项目已成功建立了蒙古文蒙医蒙药资源库及资源共享平台。在技术开发过程中，有关项目组与内蒙古德力海公司全面合作并圆满完成了任务。该平台具有持素材呈现、导入、查询、修改、删除、复制/移动、导出、收藏、下载等功能。蒙医蒙药信息资源库以当今蒙医蒙药界最权威的全国蒙医高等院校统编教材为依据，蒙医经典著作及相关蒙医蒙药书籍的知识点为基础，进行条目化分类，录入并上传1600万字，其中14.21万条基于蒙古文Unicode的蒙医蒙药文字资源，按药学、医学、科研、教学、医疗、企事业及科普等分为七大资源板块。为了使内容更加丰富多彩，也为了更好地满足使用者需求，在2016年的项目中还上传了蒙医蒙药相关的图谱、音频、视频，如蒙药材图谱、教学视频及教学音频等内容。该平台经内蒙古通辽市民大电子科技有限公司申请通过了相关部门的考核验收，已获得中华人民共和国国家版权局"计算机软件著作权登记证书"（证书号：软著登字第1955610号），成功注册"中国蒙医蒙药资源信息网"（www.mymyzyxx.com）。

蒙医蒙药综合资源数据库以及服务体系建设，不仅需要提供计算机与网络的硬件基础平台，更重要的是需要根据蒙医蒙药工程技术研究院的自身特点提供全面的软件系统，并利用这些软件系统实现管理的现代化。

（三）技术基础的支撑

德力海蒙古文智能输入法（专业版）。内蒙古德力海公司成立于2012年11月，是一家专门从事国际标准编码蒙古文信息技术研发与国际化软件技术服务的中外合资高新技术企业。该公司开发的德力海蒙古文智能输入法（2016版本）是基于蒙古文国际标准编码研发而成的。输入法安装简单快捷，界面清晰易懂，输入简单易操作。可同时兼容Windows 7/8/10操作系统，也支持MAC/iSO/Android操作系统。

德力海蒙古文智能输入法（专业版）设置页面功能强大，输入法内部设置功能强大，包括模糊输入设置、数字键（附加成分）、附带国际音标、单词前自动添加空格、字体选择、q/c键位选择、非标设置、键盘布局及意见反馈等功能模块。

模糊输入设置功能主要包括：q、v第四、五元音模糊输入，o、u第六、七元音模糊输入，h、g辅音模糊输入，s、x辅音模糊输入，t、d辅音模糊输入，c、j辅音模糊输入，w、e、E辅音模糊输入。模糊输入设置功能基本包含了蒙古文字的使用习惯。

数字键（附加成分）选项。勾选此选项后，点击数字键即可显示。

附带国际音标选项。勾选此选项后，输入文字自动显示国际音标。

字体选择。可以选择选词框里显示的文字字体。

q/c键位选择。用户可根据使用习惯，切换键盘上的q/c。

非标设置。Photo shop专用非国标输入，注意选此选项必须使用德力海Pua字体。

键盘布局。点击界面上的按钮即可弹出键盘布局页面，可以转换键盘布局。

意见反馈。点击按钮即可弹出意见反馈页面，在界面内可以填写用户的使用意见。

德力海蒙古文智能输入法（专业版）的输入方法介绍如下。首先，输入法按照文字音码先后顺序输入，如ᠳᠡᠯᠡᠬᠡᠢ，输入delehei。其次，输入法可按照文字辅音先后顺序输入，如ᠰᠤᠷᠭᠠᠭᠤᠯᠢ，可输入srggl；输入完一个词，输入空格会选中候选词框中一对应的文字，输入回车键会选中当前输入的文字。最后，输入助词也可以按照喜好设置：①直接按音码输入显示助词；②输入Shift+s显示助词；③输入—显示助词；④从设置页面里勾选数字键之后点击数字键可显示助词。

蒙古文校对软件。蒙古文校对软件改变了传统的人工校对方式，是在人工校对的基础上，认真统计人们的错误输入方式，并对其进行分类统计，研究找出常犯的错误及错误的规律，为研究校对方法提供理论依据。同时用总结出的常犯错误和掌握的规律研究出用规则校对这类文本。蒙古文校对软件用关键技术实现了研究出的校对方法，构建了一个实验性的基于规则校对蒙古文的软件。通过条件苛刻的校对和比对实验，验证了用此方法可以很好地解决它能发现的错误。

我国新版传统蒙古文自动校对软件于2019年研发成功。这款新版传统蒙古文自动校对软件由内蒙古大学劳格劳教授团队研发，软件有校对、编辑、编码转换、拉丁转写、音节划分、排序、字数统计7项核心功能。据了解，为了解决由录入不规范造成蒙古文检索难的问题，劳格劳教授团队从2006年开始研发蒙古文文本校对软件系统。在国内外均没有借鉴或可用资源情况下，团队成员经过十几年的不断研究，成功研发出支持蒙古文信息处理相关标准及规范、支持多种蒙古文编码系统、支持多种文件格式及常用编码之间的双向转换功能、多语言界面的传统蒙古文校对软件。这款软件同形异音词的平均识别率达到86%以上。

蒙古文编码转换器。德力海国际标准编码蒙古文转换器是德力海推出的一个用于Microsoft Office的国际标准编码蒙古文转换插件，安装后，可以为用户的Microsoft Office Word、Excel和Power Point增加一个国际标准编码蒙古文转换功能，支持转换选择内容、当前页或全部页，非常适合需要转换蒙古文编码的Microsoft Office用户使用。

德力海国际标准编码蒙古文转换器主要特点：①国际标准编码。支持Unicode编码的信息处理已成为计算机技术发展的趋势，转化器就是基于国际标准编码开发的。②一键极速转换。点击Office程序界面上显示的转换按钮即可实现从非国际标准编码到国际标准编码的一键转换。③多程序支持。支持Microsoft Office（2007及以上版本）的所有程序，包括Word、Excel、Power Point等。

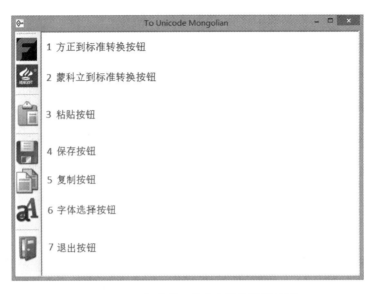

图4-1　国际标准编码蒙古文转换器软件版

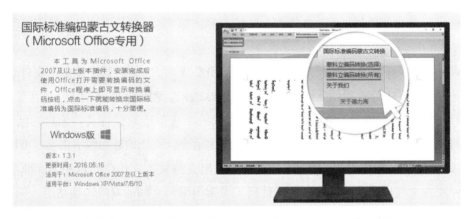

图4-2　国际标准编码蒙古文转换器Microsoft Office专用版

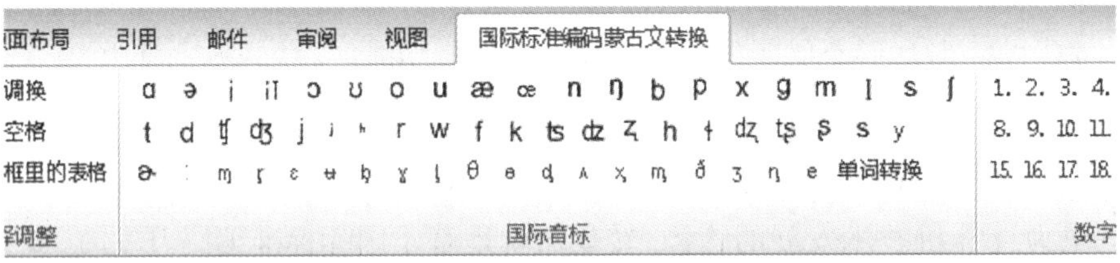

图4-3　国际标准编码蒙古文转换器内嵌图

Delehi Office办公软件。Delehi Office是一套类似于微软公司出品的蒙古文办公软件，基于Windows操作系统的办公软件套装。常用组件有文本文档、电子表格、演示文稿等。

Delehi Office的电子表格功能与微软公司的Microsoft Excel功能类似。Delehi Office Calc是一种电子表格应用程序，可用于计算、分析和管理数据，也可用于导入和修改 Microsoft Excel

电子表格，与微软的办公软件互相调用。Delehi Office Calc提供的函数包括统计函数和累计函数，这些函数可用于创建公式以便对数据执行复杂的计算。用户也可以使用"函数向导"创建自己的公式，使用各种参数的计算方式。有一个值得引起注意的功能：对于一个由几个因子组成的计算，修改其中的一个因子后立即可以查看新的计算结果。例如，可以看到贷款计算中对支付周期的更改会如何影响利息率或偿付金额。另外，也可以使用不同的预定义方案来管理较大的表格。

电子表格的数据库功能，就是使用电子表格对数据进行排列、存储和筛选。在Delehi Office Calc中，可以从数据库拖放表格，也可以将电子表格作为在Delehi Office Writer中创建格式信函的数据源。在此功能下也可以对数据进行分类。只要按几下鼠标就可以重新组织电子表格，以便显示或隐藏特定的数据区域，按照特定的条件来格式化区域，或者快速计算分类汇总和总计算等。

电子表格的动态图表也是一个特色功能。Delehi Office Calc可以通过动态图表显示电子表格数据，而动态图表会随着数据修改自动更新。打开和保存Microsoft文件，使用Delehi Office筛选来转换 Excel文件，或者以多种其他"格式"打开和保存文件。

Delehi Office演示文稿和微软公司的演示文稿类似，使用Delehi Office Impress可以创建专业的幻灯片，其中含有图表、绘图对象、文字、多媒体以及其他各种内容。如果需要，还可以导入和修改 Microsoft Power Point 演示文稿。对于屏幕上的幻灯片放映，可以使用动画、幻灯片切换和多媒体等技术使演示文稿更加生动。

在演示文稿中可以创建矢量图形、幻灯片、演示文稿，也可以发表放映演示文稿。Delehi Office Draw中很多用于创建矢量图形的工具同样适用于Delehi Office Impress。Delehi Office Impress中提供的模板可以帮助用户创建具有专业水准的幻灯片，用户还可以在幻灯片中指定各种动态效果，包括动画和切换效果。在设计幻灯片放映时，有多种视图和页面可供选择。例如，"幻灯片浏览"会用缩略图形式显示幻灯片的摘要，"讲义"页面则包括了要向观众分发的幻灯片和文本。在Delehi Office Impress中，也可以为演示文稿排练计时。用户的幻灯片可以在屏幕上发布，也可以作为讲义或作为HTML文档发布，Delehi Office Impress允许选择自动或手动运行幻灯片放映。

Delehi Office和Microsoft Office一样，为用户单独提供数据库的功能，可以实现数据库基本的增、删、改、查功能。Delehi Office的数据库功能包括数据源视图、数据源、表单和报表、查询和表格。具体的操作方法是，在打开的软件中，选择"视图"-"数据源"，或按F4从文本文档或电子表格中调用数据源视图。在界面左侧，用户可以看到"数据源资源管理器"。如果在其中选择了表格或查询，则会在右侧看到其内容。位于顶部的是"表格数据栏"。查找数据源的方式有：将通讯簿作为数据源、查看数据源内容、从数据库文件的菜单栏查找。创建新窗体文档，编辑窗体控件，窗体向导；输入数据与编辑窗体；报表向导；使用或编辑数据库报表。查询功能就是创建新查询或表格视图，编辑查询结构；设置查询向导；输入、编辑和复制记录。表格功能主要有建立新表格，编辑结构，索引，关系；添加表格向导；输入、编辑和复制数据条目。

Delehi Office也拥有公式功能。产品在此处为用户提供关于Delehi Office Math一些重要功能及其作用的简短介绍。Delehi Office Math在用户创建公式时为其提供大量运算符、函数和格式的帮助，这些功能清楚地排列在一个选择窗口中，用户只要用鼠标单击便能将它们插入。此外在帮助文件中还有一个详尽的"引用"和大量的"示例"可供选择。

创建一个公式。对于图表和图像，所创建的公式被视为文档内的对象。向文档中插入公式会自动启动Delehi Office Math。用户可以使用大量的预定义符号和函数创建、编辑和格式化公式。

直接输入一个公式。如果用户比较熟悉Delehi Office Math语言，也可以直接输入一个公式：在文本文档中写入公式说明，如"a sup 2 + b sup 2 = c sup 2"。根据对公式说明和相应菜单项的选择，Delehi Office将把这些文字自动转化成一个格式化的公式。注意： Delehi Office Math无法用于计算公式，因为它是一个公式编辑器（用于编写和显示公式），而不是一个计算程序。可以使用电子表格来计算公式。对于简单的计算，也可以使用文本文档中的计算功能来完成。

在"命令"窗口创建一个公式。使用Delehi Office Math的"命令"窗口可输入和编辑公式。在向"命令"窗口输入内容时，其结果会显示在文档之中。要在创建长而复杂的公式时始终可以看到全部公式，需要使用"工具"栏上的"公式光标"。激活此功能时，光标在"命令"窗口的位置会同样显示在文字窗口。

单个符号的插入。用户可以创造自己的符号或从其他字体中导入字符。可以在Delehi Office Math符号的基础分类中添加新的符号，也可以创建自己的专用分类，有大量的特殊字符可供用户使用。

上下文中的公式的使用。如果用户希望更便捷地使用公式，可以通过单击鼠标右键调用上下文菜单。该操作尤其适用于"命令"窗口。此上下文菜单除包含"公式元素"窗口中显示的所有命令之外，还包含运算符等内容。这些命令或内容仅需要通过单击鼠标就可以插入公式中，而无须在"命令"窗口中键入。

国际/国家标准编码的蒙古文汉蒙、蒙汉、蒙古文解译词典。奥云词典是内蒙古大学计算机学院"智能与蒙古文信息处理"团队开发的一款基于国际/国家标准编码的蒙古文汉蒙、蒙汉、蒙古文解译词典。该词典是一部在线的综合性电子词典，包含6部通用汉蒙、蒙汉词典和30部各专业汉蒙词典（包括数学、物理、化学、生物、计算机、法律、新闻等），词条总数达210万条。该词典中每个词条都有对应的传统蒙古文、西里尔蒙古文、汉文、英文4种语言的解释，传统蒙古文和西里尔蒙古文分别是在中国和蒙古国使用的蒙古文。该团队还开发出基于安卓操作系统的传统蒙古文、西里尔蒙古文、汉语、英语4种语言对照的手机词典。词典包含7万多条对照词条和500多个常用对照语句以及对应的语音。团队还开发了基于安卓操作系统的传统蒙古文手机输入法和西里尔蒙古文手机输入法，为词典提供基本的录入工具。

　　总之，在内蒙古自治区民委大力扶持下，蒙医蒙药信息采集工作开展得如火如荼，许多学者、专家采集了大量的有价值的信息，并通过与相关技术力量合作开发了蒙医蒙药信息资源数据库，为蒙医药信息化建设奠定了坚实的人才基础、数字基础和技术基础，为蒙医药信息化提供了坚实的技术力量。

# 第五章　中国蒙医药信息化建设的路径研究

### 一、中国蒙医药信息化建设目标

蒙医药信息化建设的最终目标是实现蒙医蒙药信息产业化,实现互联互通。医药信息产业化需要深入挖掘蒙医药信息,拓展蒙医药信息系统应用,大力发展蒙医药预防保健信息系统,建立蒙医药公共服务信息网络,建设蒙医药信息资源网,构建蒙医药信息服务体系,通过信息化服务实体,建立中国蒙医药数据中心,构建涵盖蒙医药政策法规、行政审批、继续教育以及蒙医药知识库、数据库等内容的信息平台。搭建蒙医药远程医疗、教育平台,与人口健康信息平台互联互通,实现数据集成共享。大数据建设是内蒙古整体发展战略的重要内容之一,在大数据平台中建立蒙医药中医药科研信息数据库和生物样本信息库,完善蒙医药古籍与现代科技文献数据库,加强与国家中医药科技成果信息系统、自治区科技创新综合信息服务平台等的交互对接。应用信息技术广泛传播蒙医医疗信息、预防保健知识意义重大。

（一）各领域共同发展

蒙医药产业发展涉及医疗、保健、科技、教育、文化、产业、国际交流等领域,蒙医药信息化的发展同样涉及这些领域,通过应用信息技术来提升蒙医药各领域的服务水平和质量,增强蒙医药社会公共服务效能,促进民族文化的全面发展。

（二）为各级机构提供服务

合理利用蒙医药信息化资源,是促进蒙医药信息化发展的核心。蒙医药信息化的发展必须在蒙医药信息化设施基础上,通过建立内蒙古自治区级、盟市级二级综合信息网络平台,形成信息共享和互动机制,有效推进蒙医药及其相关领域的信息化应用,并进一步利用蒙医药信息资源,为各级各类蒙医药管理、生产、服务等组织提供信息管理与决策服务。

（三）健全服务体系,传播医药知识

完善蒙医蒙药信息服务体系,是政府推广蒙医蒙药服务事业的关键举措。进一步发掘蒙医学信息系统,拓展蒙医学信息系统应用领域,大力发展蒙医学预防健康信息系统,建设中国蒙药公共服务信息互联网、蒙医学公共信息资源网,制定蒙医学信息系统公共服务制度,以信息化服务实体组织和利用信息技术广泛传播蒙医诊疗、防治健康和科普知识。

（四）培养医药信息化人才

培养蒙医药信息化人才是推动蒙医药信息化可持续发展的关键条件。国家及自治区各级政府高度重视蒙医药行业的发展,同时也特别注重蒙医药教育事业的发展,投入大量的人力、物力、财力来兴办蒙医学院、蒙医研究所等，培养了大批蒙医药专门人才。目前，蒙医、蒙药学博士、硕士和本科毕业学生活跃在各级蒙医医院、蒙医学院、蒙医研究单位。在现代医药卫生发展过程中，医药信息化人才的培养已成为摆在政府、高校、医务工作者和蒙医药研究人员面前的当务之急。

**二、中国蒙医药信息化建设社会基础**

（一）政府政策扶持

为全面深入贯彻习近平新时代中国特色社会主义思想，认真落实党中央、国务院和自治区党委、政府决策部署，全面振兴发展蒙医药，推动蒙医药事业全面持续健康发展，在蒙医药事业发展方面相继出台了《"健康内蒙古2030"实施方案》《蒙医药中医药发展战略规划纲要（2016—2030年）》《蒙医药中医药健康服务发展规划（2016—2020年）》《蒙药材中药材保护和发展实施方案（2016—2020年）》《促进医药产业健康发展实施方案》等政策文件。

一个典型的例子是，内蒙古通辽市委、市政府高度重视蒙医药产业的发展，在政策、资金等方面给予了大力的支持。经过各级政府、蒙药企业、蒙医医院及专家学者的共同努力，蒙医药产业已成为该市主导产业之一。

（二）内蒙古高等院校的支撑

内蒙古民族大学是内蒙古自治区重点建设高校，内蒙古自治区人民政府和国家民族事务委员会共建高校，也是国家"十三五"中西部高校基础能力建设工程（二期）支持高校。学校已经初步发展成为一所教育专业学科门类齐备、师资队伍力量相对强大、教学设备较为齐全、办学课程内容较为多样化、教学质量先进、办学特点突出的综合性少数民族教育学校，多年累计就业培训各类专业人员18万余人次，为促进国家和少数民族地区的政治、经济、社会有序发展与稳定建设作出了很大贡献。

蒙医学、蒙药学是内蒙古民族大学的特色学科和优势学科，在学科建设、人才培养和产学研结合发展等方面居于国内领先地位，已成为我国蒙医药学领域教学、科研、临床人员比较聚集，实验室仪器设备和临床教学条件良好，科研方向明确和少数民族特色鲜明的重要教育基地。

**三、中国蒙医药信息化建设路径研究**

（一）多语种蒙医蒙药数据库建设与共享

蒙医药信息资源内容极其丰富，形式多样，随着蒙医药科学技术的发展和完善其信息量会不断增加，信息内容会更加丰富和完善。因此蒙医蒙药信息收集和扩容是长期而艰巨的任务，需要持之以恒。并且根据互动平台、网站内容及电子商城的需要，资源的形式也要相应调整。为了实现完备蒙古文蒙医药资源及蒙古文蒙医药资源数字化、信息化的目标，需建设一个能够保存海量数字资源的大型资源数据库及其运行平台系统。既要建立一个蒙医药海量资源信息数据库，又要研发一个大型平台系统，为多方参加人员提供收集、整理、维护资源数据功能，为广大民众提供资源信息搜索、加工和各种服务等功能，使之成为蒙古文蒙医药资源信息数据库系统运行平台。

（1）蒙医药海量资源信息数据库结构主要满足以下条件：

数据库中保存国际/国家标准编码蒙古文信息；

数据库具有存储海量数据的能力，并且有足够的扩容性；

数据库结构有足够的柔性，随时可以增加属性和项目；

数据分类结构具有充分的扩展性、扩容性；

数据库的选型考虑平台支持与可移植性；

数据库满足蒙古文记录和保存，多语种服务的需求。

（2）蒙医药海量资源内容的分类与条目化的实施分类如下：

蒙医基础理论类；蒙药类；蒙医药文献类；蒙医药资源分布类；濒危药材类；蒙医传统验方；蒙药生产企业类；蒙药产品类；蒙医诊断法；蒙医日常用药用法；特殊病例类；特殊药方类；蒙药的制作方法；蒙药新产品。

（二）多语种蒙医药资源管理系统建设

多语种蒙医药资源管理系统是平台资源建设与管理的核心组成部分之一。主要负责获取源素材、将编目素材存储于素材库、导入/导出第三方素材（各行各业蒙古语言文字数字资源），以及对素材管理流程、素材处理与引用过程和结果状况等进行管理。

多语种蒙医药资源建设管理系统负责管理来自素材管理系统的数字资源并为后续资源应用提供资源基础。多语种蒙医药资源建设管理系统是对数字化后的文件（如视/音频文件、文本、网页、网页包、图片、课件、动画等）进行存储、管理与利用的应用系统。它建立在多媒体、网络、数据库、数据存储和元数据规范等技术基础上，严格按照规范化的工作流程，实现对资源的收集、存储、碎片化加工、编目、入库、检索、打包、审核、修订、评估等。

多语种蒙医药资源管理系统总体框架结构如图5-1所示。

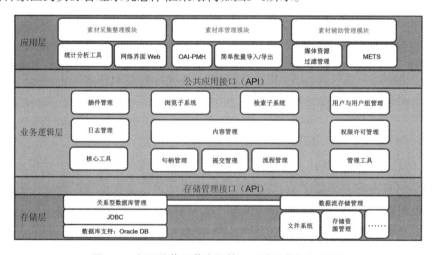

图5-1　多语种蒙医药资源管理系统总体框架结构

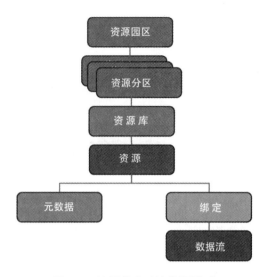

图5-2　资源共享系统数据模型

表5-1　多语种蒙医药资源建设管理系统功能一览表

| 编号 | 功能描述 | 备注 |
|---|---|---|
| 1 | 从本地上传素材文件,编目成素材并存储到素材库 | |
| 2 | 从本地、获取交换空间导入素材包,解析后存储入素材库 | |
| 3 | 下载素材至本地 | |
| 4 | 生成素材包至本地 | |

多语种蒙医药资源建设管理系统的设计思路。在用系统是在德力海公司现有产品的基础上进行的二次开发。参考的德力海公司软件的登记号为2016SR076292。软件名称是"DelehiSpace德力海多语种数字资源共享与交互管理系统",软件现有功能已经能够满足部分多语种蒙医药资源建设管理系统需求。

目前德力海多语种数字资源共享与交互管理系统的功能点为:①从本地上传素材文件,编目成素材并存储到素材库。②从本地、获取交换空间导入素材包,解析后存储入素材库。③下载素材至本地。④生成素材包至本地。针对多语种蒙医药资源建设管理系统项目特殊需求进行定制化的开发及相关优化即可完成相关工作。考虑到项目时间周期和实施难度,开发团队考虑合作开发模式。

多语种蒙医药资源建设管理系统的技术要点。"DelehiSpace德力海多语种数字资源共享与交互管理系统"支持国际标准编码蒙古文的左竖式输入输出技术,具有素材呈现、素材导入、素材查询、素材修改、素材删除、素材复制/移动、素材导出、素材收藏、素材下载功能。软件开发语言采用Java。能够满足支持注册用户不少于1000人,并发用户数量不少于100;支持处理的素材文件总容量不低于10TB。

(三)蒙古文蒙医药资源数据库门户网站的设计

蒙古文蒙医药资源数据库门户网站主要提供用户通过网络界面进行资源浏览、检索以及资源提交、审核、校对、发布等系统管理等功能。目前,有关蒙古文蒙医药资源的网站数量较少,专门化的蒙古文蒙医药资源数据库门户网站更是寥寥无几。近年来,蒙医药学院、蒙医药博物馆与北京科力世纪技术有限公司合作研发了蒙医药古籍知识库发布系统软件,是国内外首次建立的蒙医药古文献全文数据库和网上蒙医药古籍数字化加工平台,并于2011年月12月8日成功上线运行。因此,蒙古文蒙医药资源数据库门户网站的设计是十分有必要的。

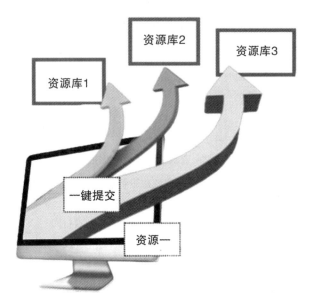

图5-3　网站概述图

网站的风格和形象设计。首先必须要设计蒙医药工程技术研究院网站的主题。主题也就是网站的题材。蒙医药综合资源数据库工作涉及面很广,可以选择的题材很多,但要注意主题定位要小、内容要精,不要追求大而全。对于一般民族蒙医药综合资源数据库机构来说,应选取精品题材,体现出自己的民族特色。同时要考虑到人力、物力、财力的因素,量力而行,做自己最擅长、最省时省力省钱的题材,不要去盲目攀比优秀网站。蒙医药综合资源数据库网站主题应该是校园文化,能够渗透出校园气息。蒙医药综合资源数据库网站主题要鲜明,而且要富有创意。网页的创意不仅与主题有内在联系,而且反映出网页的拥有者怎样表现自己的主题。

网站标志设计。标志是站点的标题,也是网站内涵的集中体现,能让用户联想到网站内容。比如看到狐狸就想起了搜狐,看见企鹅就知道是腾讯。网站标志可以是符号、图案,也可以是文字和动画。网站标志应该有自己的鲜明特点和丰富的内涵,它在一定程度上表达了网站形象和文化内涵。

网站标准色彩的设计。标准色彩是指能体现网站形象和延伸内涵的色彩。网站第一印象来自视角冲击,不同的色彩搭配会产生不同的效果,并可能影响到访问者的情绪。一个网站的标准色彩最好不要超过三种,标准色彩主要用于网站的标志、标题、主菜单和主色块,给人以整体统一的感觉。其他色彩也可使用,但只作为点缀和衬托,决不能喧宾夺主。

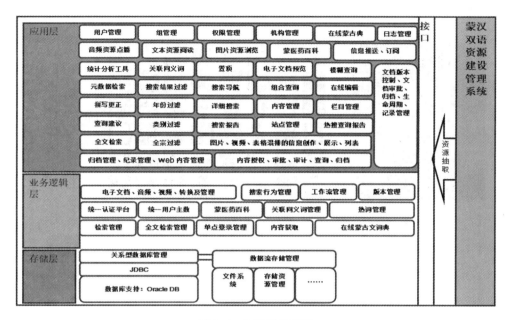

图5-4 网站整体架构

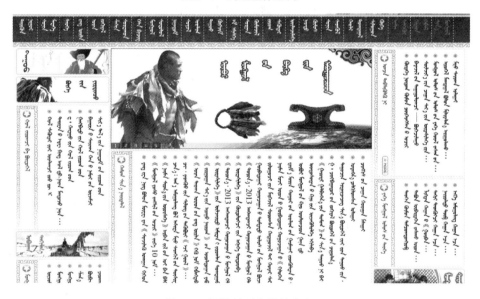

图5-5 网站的形象设计(1)

网站标准字体的设计。标准文字与标准颜色相同, 主要作为标志、标题, 以及主菜单中的专用文字要反映站点的独特风貌。

栏目和板块的设计突出蒙古族民族特色。网站的题材确定之后, 就要考虑栏目的设置问题。栏目的设置要紧扣网站主题, 可以把主题按一定的方法分类, 并将它们作为网站的主要栏目, 以突出主题。设计栏目的时候应该注意: 尽可能将网站最有价值的内容列在栏目上; 尽可能方便访问者的浏览和查询; 尽可能不要使用与主题无关的栏目。版块比栏目要大一些, 每个板块都有自己的栏目。设计板块时要注意: 各板块有相对独立性, 板块的内容要围绕站点主题。

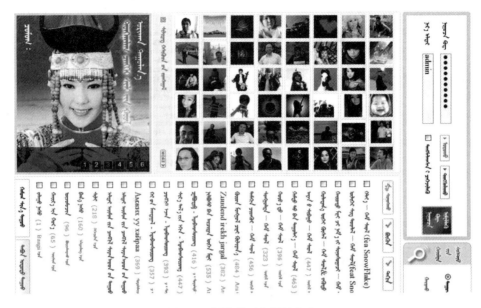

图5-6　网站的形象设计（2）

站点整体风格创意体现蒙古族风格设计。站点整体形象设计涉及站点的标识、颜色、文字、版面布置、访问方法、交互性能、内容价值等一系列因素，都必须统一规划、协调一致，才能使浏览者体会到该站独特的文化风貌，与众不同的服务特点。

蒙古文蒙医药资源数据库门户网站的功能设计。具体功能有：①批量导入导出。批量导入导出功能是提供以简单的目录结构组建的压缩文件格式进行资源的批量导入导出的功能。②蒙医药资源过滤管理功能。蒙医药资源过滤功能主要是提供针对图像文件的缩小尺寸图像，从HTML文件、PDF文件、Word文件、Excel文件、PowerPoint文件中抽取全文文本等媒体文件的过滤功能。③统计分析工具。统计分析工具提供系统资源园区、资源库、资源以及资源元数据和数据流等方面的统计分析功能。④浏览器兼容性测试。Internet上存在着多种多样的浏览器，要让网页在所有的浏览器中都正确浏览是一件很不容易的事情。目前主要浏览器Internet Explorer、苹果Safari、谷歌Chrome、360浏览器、QQ浏览器等，这些浏览器版本众多，所以应该充分考虑各种可能性，使网页的兼容性更好。⑤PC电脑、平板电脑、手机三屏合一。⑥使用蒙古文在线输入方法。为了提高附加成分的输入效率，只输入附加成分第一个字母，此附加成分就能够在候选框中列出来。⑦工作流管理。⑧内容复用。

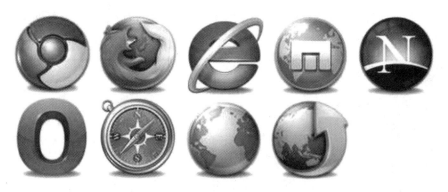

**图5-7　蒙古文、新蒙古文网站兼容多个浏览器**

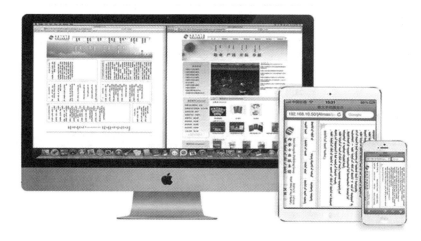

**图5-8　门户网站、手机、平板三屏合一**

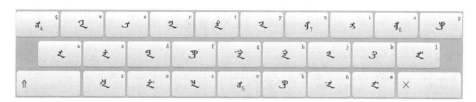

**图5-9　蒙古文输入法**

　　蒙古文蒙医药资源数据库门户网站的发布、维护和备份。如果没有自己的服务器,可依靠信誉较高、技术力量雄厚的大型网站,免费申请空间和网站域名。在有资格发布和拥有自己的主页空间后,接下来的工作就是把制作的网页上传到服务器指定的位置,这样用户就可以浏览网页了。可以用FTP软件或用Windows XP/7/8/10的Web发布功能上传网页,有的服务器提供网站管理和网页上传功能,可以不通过其他软件直接上传网页。

　　上传网站时,必须注意:要根据站点建立时设计的目标层次,在网上服务器中设置适当的目录,然后分别把各目录中的文档分类上传,将原来目录和各目录下的文档原封不动地装到网上服务器里,就可以使网站内容顺利地显示。在一个网站发布以后,日常的主要工作便是维护和管理。这并不涉及任何高深的技能,而只是需要网络管理员具有充分的社会责任感和耐性以及敬业精神,而且要随时按照网页的规划增加、调整页面内容。定期更新网页内容及首页的版面,前来访问的网友将会越来越多。

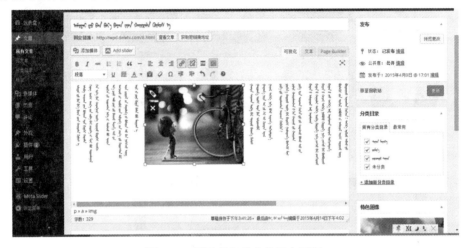

图5-10　网站信息发布的后台界面

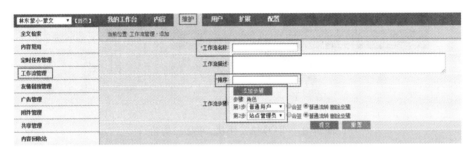

图5-11　工作流管理

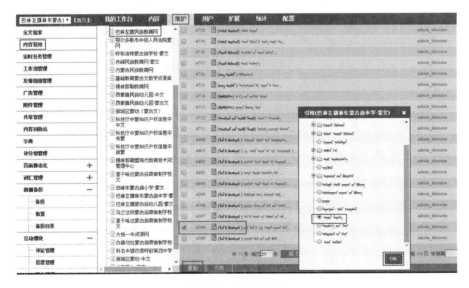

图5-12　内容复用

（四）国际/国家标准蒙医药移动客户端

智能化早已融入人们的日常生活。在机场，无纸乘机、刷脸通关、行李可视已成为现实；在医院，远程会诊被广泛使用；在商店，刷脸支付逐渐兴起；市民不用带现金，只需一部手机，就可以吃饭、就诊、购物……随着信息技术、通信技术的高速发展，我们越来越离不开智能手机。

目前，蒙古文蒙医药手机客户端数量寥寥无几。打开百度搜索关键词"蒙医药App"，出现的大部分是汉语言的蒙医药健康类App，蒙古文的应用几乎没有；使用手机应用商场搜索关键词"蒙医药"，状况更是不太理想。值得注意的是，互联网医疗企业有春雨医生、丁香园、微医、平安等。其中，平安好医生是国内最大的互联网医疗企业，其平台有四大板块：家庭医生服务、消费医疗、健康商城、健康管理及互动。

基于现状，内蒙古民族大学蒙医药信息化建设项目"蒙古文蒙医药综合信息资源库及公共服务平台建设"可以满足健康教育、教学研究及医疗信息查询等需求。

通过借鉴项目成果，我们认为国际/国家标准蒙医药移动客户端应该具有以下功能：

系统登录。用户使用蒙医药移动客户端需要使用用户名和密码登录，具体的系统登录流程如图5-13所示，用户登录界面如图5-14所示。

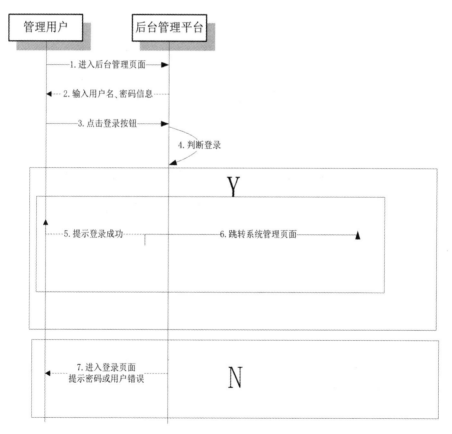

图5-13　系统登录流程

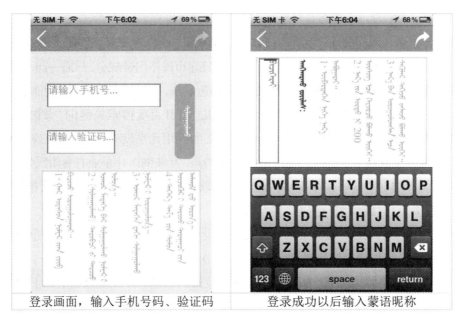

| 登录画面，输入手机号码、验证码 | 登录成功以后输入蒙语昵称 |

图5-14　用户登录界面

分享功能。移动客户端的分享功能将通过调用第三方提供的API接口，将蒙语视频、内容分享到第三方主流社区，包括腾讯微博、新浪微博、QQ空间、微信朋友圈等。①微信好友：调用微信开发者公告平台提供的工具类WXSender。将视频、内容以链接+ID的形式分享到微信好友的聊天界面，用户点击时就可以通过手机浏览器看到蒙语视频、内容了。②微信朋友圈：调用微信开发者公告平台提供的工具类WXSender。将视频、内容以链接+ID的形式分享到微信朋友圈，用户点击时就可以通过手机浏览器看到蒙语视频、内容了。③新浪微博：调用新浪开发者平台提供的开发者工具，创建视频、内容分享的功能。将视频、内容以链接+ID的形式分享到新浪微博，用户点击时就可以通过手机浏览器看到蒙语视频、内容了。④QQ空间：这里需要使用友盟社区化工具，他提供了简单的方式，可以将视频、内容分享到QQ空间。将视频、内容以链接+ID的形式分享到QQ空间，用户点击时就可以通过手机浏览器看到蒙语视频、内容了，用户分享实例如图5-15所示。

客户端用户可以对自己感兴趣的内容进行收藏。收藏需要将内容保存到本地SQLite数据库中进行持久化。通过点击详细页面上方的收藏按钮，判定这条内容的ID是否已经在收藏的列表中，如果没有则进行收藏保存，如果已经存在则进行删除操作，从收藏中去掉。

栏目管理。栏目管理在总体设计上要具备的功能有：内容管理、评论管理、推荐管理、敏感词管理、附件管理、平台管理。

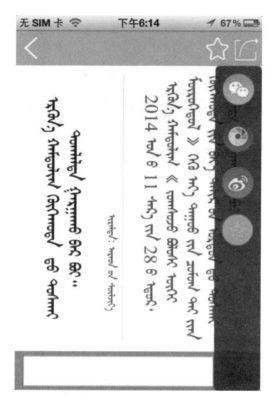

图5-15　用户分享实例

表5-2　需求规定

| 一级栏目 | |
| --- | --- |
| 系统管理 | 系统的基础数据信息 |
| 角色管理 | · 角色管理 |
| | · 权限管理 |
| | · 给角色赋权限 |
| 用户管理 | · 用户信息的管理 |
| | · 用户订阅的栏目管理 |
| | · 给用户赋角色 |
| 内容管理 | · 内容管理。新建编辑删除内容, 推荐栏目 |
| | · 栏目管理。栏目的增删改查操作, 推荐栏目 |
| | · 评论管理。对内容的评论管理 |
| | · 推送 |
| | · 编目管理 |

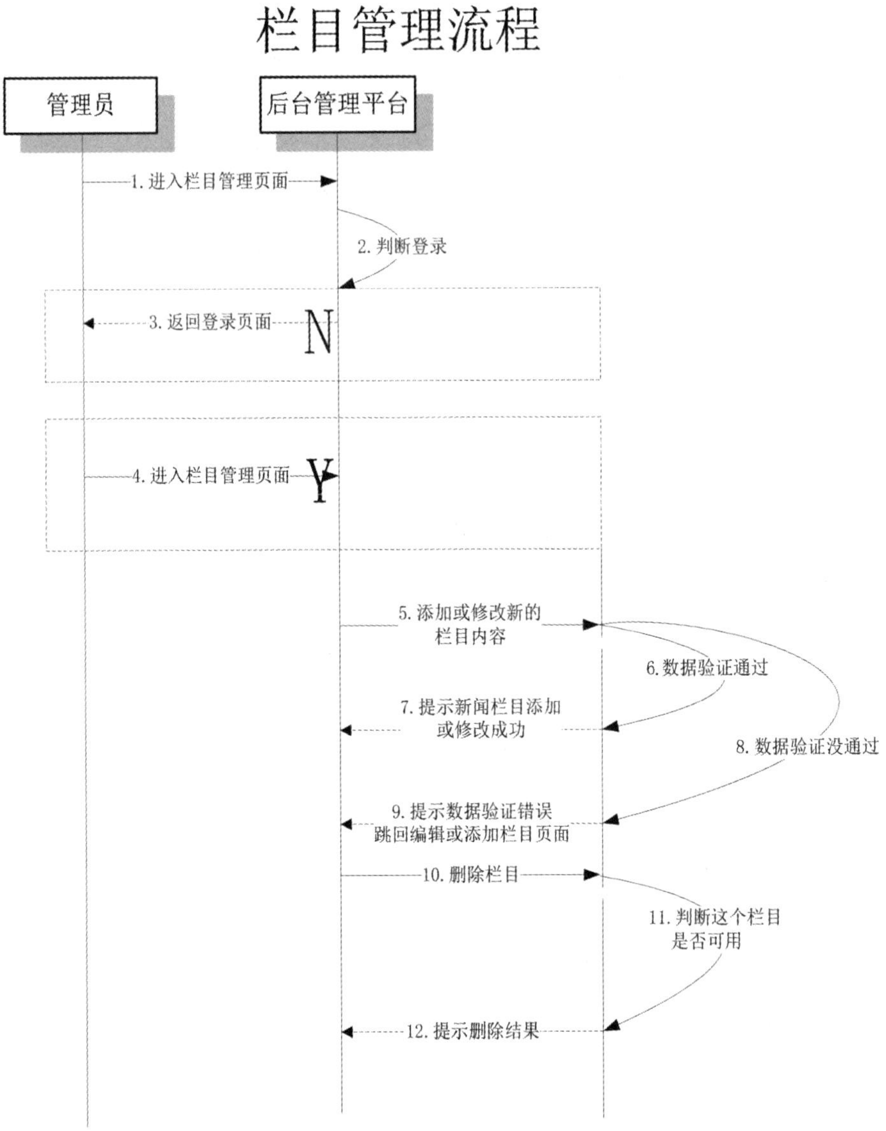
栏目管理流程
管理员
后台管理平台
1. 进入栏目管理页面
2. 判断登录
3. 返回登录页面
N
4. 进入栏目管理页面
Y
5. 添加或修改新的
栏目内容
6. 数据验证通过
7. 提示新闻栏目添加
或修改成功
8. 数据验证没通过
9. 提示数据验证错误
跳回编辑或添加栏目页面
10. 删除栏目
11. 判断这个栏目
是否可用
12. 提示删除结果

**图5–16　栏目管理流程**

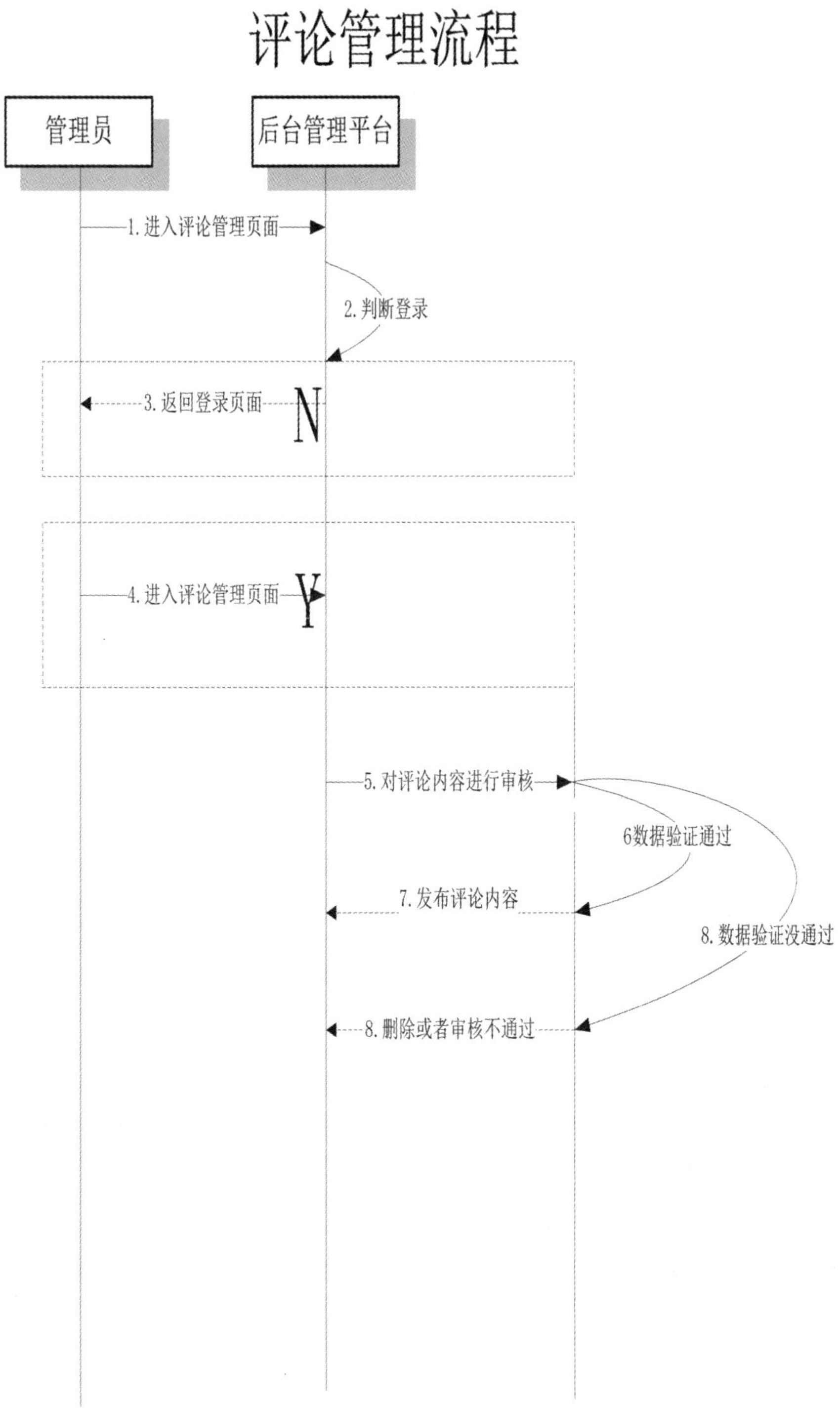

# 评论管理流程

图5-17　评论管理流程

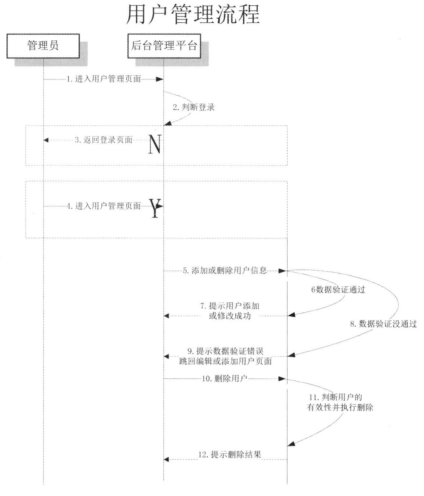

图5-18　用户管理流程

在查看详细内容的同时, 可以对内容进行评论, 发表自己的见解, 详细页面下方设置两个按钮, 一个是发表评论按钮, 一个是查看已有评论内容按钮。在内容详细页面中显示已有的评论数目, 点击可以查看其评论内容, 双击评论内容可以全屏查看, 如图5-19所示。

用户可以通过检索功能快速查找其需要的内容。由于蒙古文的特殊性, 这里的匹配规则是关键字本身需要精确无误地匹配, 全局内容则采取模糊匹配规则, 检索结果及内容界面如图5-20所示。

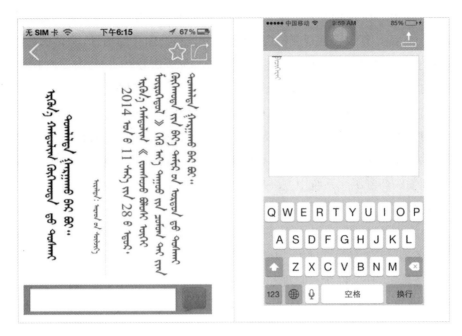

图5-19　评论实现画面

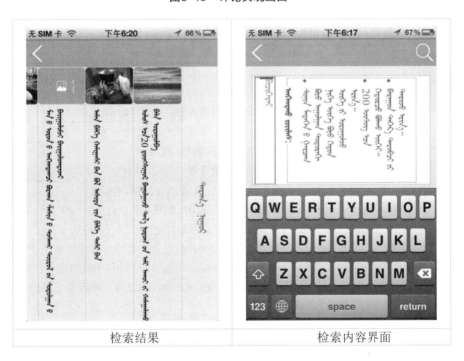

| 检索结果 | 检索内容界面 |

图5-20　检索结果及检索内容界面

　　资源管理。蒙医药移动客户端需要进行资源审核,审核通过后予以发布。节目资源遵循分布式部署策略,系统可分布在多台物理服务器或一台主机的不同硬盘位置,可跨越不同的地域,通过资源管理工具集成的WEB Service技术,快速、安全地建立与服务器的授权连接,从而对资源库进行必要的管理维护。

资源管理采用C/S模式智能客户端，方便稳定地上传各种视频资源到服务器，同时可调整视频资源的发布信息，有效管理视频的内容目录、分类和物理存储信息。具体的功能有：①资源上传。资源上传可以通过在线资源管理系统上传各种蒙医蒙药资源，并对已有的蒙医药资源进行相关的管理，对资源进行添加、删除等操作。用在线资源管理工具可以有效管理视频的内容、目录、分类和物理存储位置以及相关的资源属性。②兼容的音视频格式。由于系统不依赖于特定的媒体服务器产品，通过异构服务器部署，可使系统支持ASF、WMV、RM、MP3、FLV等常见的网络媒体格式，另外通过流媒体批量转换工具，还可以将VCD、DVD、AVI等视、音频文件放到蒙医药资源库系统中去，从而做到真正意义的全兼容。③强大的资源库。资源库是系统的数据中心，利用在线资源管理工具可以有效管理视频的内容、目录、分类和物理存储位置以及相关的资源属性，可以充分实现对视频资源库的有效管理。其中包括：节目管理、用户管理、服务器管理、资源管理等。④合理的资源存储方式。文件存储采用分布式可扩展方式，支持多服务器，方便文件统一管理和迁移备份。同时可以定期将节目备份或删除，以便保证服务器有足够的空间来保存新的节目。⑤灵活的系统扩展。系统提供灵活的Web Service开发接口，容易和其他应用集成到一起。蒙医药界面采用WEB形式模块化设计，支持定制和二次开发。

后台管理。后台管理的具体内容如表5-3和表5-4所示。

表5-3　面向后台的一级菜单

| 面向后台的一级菜单 | |
|---|---|
| 系统管理 | 查看系统参数，负责一些最新的数据和分析数据的显示 |
| 角色管理 | (1)平台管理给平台管理和栏目管理的角色 |
| | (2)可以添加、修改、取消角色的权限 |
| | (3)页面可编辑内容：角色、权限 |
| | (4)对角色进行权限管理 |
| 权限管理 | ·平台管理员查看、管理属于自己的基本信息 |
| | (1)可以添加、新建、修改、删除用户信息 |
| | (2)可以查看在商家有网站订单的注册会员信息 |
| | ·平台管理员创建的用户信息会员类型为栏目管理者，网站注册用户类型为平台用户；网站注册会员时，进行手机号重复校验；编辑用户时，用户手机号发生变化则判断变化的手机号是否重复；给用户赋角色的管理 |
| 内容管理 | (1)内容管理。新建、编辑、删除内容 |
| | (2)栏目管理。栏目的增删改查操作，推荐栏目 |
| | (3)附件管理。图片、音频的管理 |
| | (4)评论管理。对内容的评论管理 |
| | (5)敏感词过滤 |
| | (6)投票管理 |
| | (7)内容推送 |

表5-4　面向模块管理

| 面向模块管理 | |
| --- | --- |
| 角色管理 | 角色的添加,修改,删除。给角色赋权限 |
| 权限管理 | 权限的添加,修改与删除 |
| 用户管理 | 用户的添加,修改与删除 |
| 用户订阅栏目管理 | 用户订阅的栏目的添加与删除 |
| 用户的角色管理 | 给用户赋角色,角色的变更 |
| 内容管理 | 内容的添加,修改,删除,推荐,排序,搜索 |
| 栏目管理 | 栏目的添加,修改,删除,推荐,排序,搜索 |
| 附件管理 | 上传文件的修改与删除 |
| 评论管理 | 评论的审核,修改与删除 |
| 内容发布时候的模板管理 | 不同内容用不同的方式录入的页面。增加,修改,删除内容发布模板 |

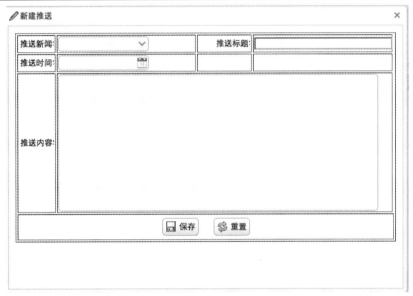

图5-21　新建内容推送页面

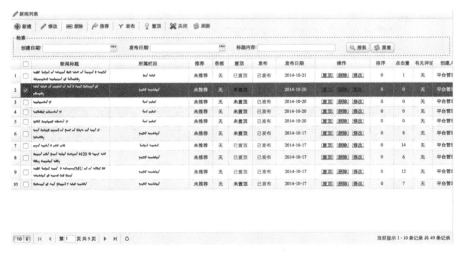

图5-22　内容信息管理

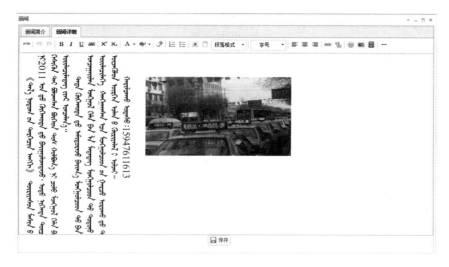

图5-23 内容、修改内容详细页面

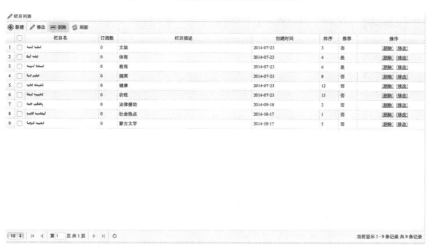

图5-24 栏目列表页面

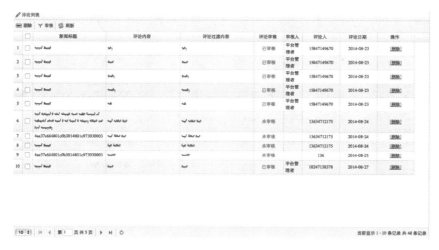

图5-25 评论管理平台后台管理

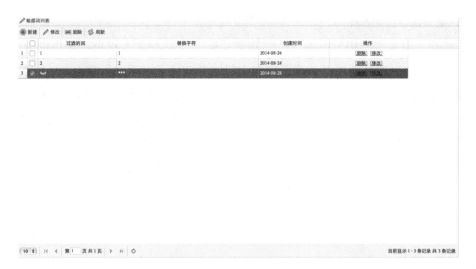

图5-26 敏感词管理平台后台管理

| Track_id | image_url | album_NAME | artist_NAME | Operating |
|---|---|---|---|---|
| 10 | uploadimg/hanliuxiuyitvgurigsan.png | ᠬᠠ ᠯ ᠷᠪᠷᠳᠷᠭ ᠷ ᠷᠳᠷᠭ | ᠷᠷᠷᠷᠷ | delete /update |
| 11 | uploadimg/xurenguijunsidailagsan.png | ᠷᠷᠷ ᠷᠳᠷ ᠷᠷ ᠷᠷᠷᠷᠷ | ᠷᠷᠷᠷ | delete /update |
| 12 | uploadimg/loobaruagula.png | ᠷᠳᠷ ᠷᠳᠷ ᠷᠷ ᠷᠷᠷᠷ | ᠷᠷᠷᠷᠷ | delete /update |
| 17 | uploadimg/1377782872.png | ᠷᠳᠷ ᠷᠷᠷᠷ ᠷᠷ ᠷᠷᠷᠷ | ᠷᠷᠷᠷᠷ | delete /update |
| 18 | uploadimg/1377782944.png | ᠷᠷᠷᠷᠷ ᠷᠷᠷᠷᠷ ᠷᠷ ᠷᠷᠷ | ᠷᠷᠷᠷᠷ | delete /update |
| 19 | uploadimg/1377782994.png | ᠷᠷᠷ ᠷᠷᠷ ᠷᠷ ᠷᠷᠷᠷ | ᠷᠷᠷᠷᠷ | delete /update |
| 20 | uploadimg/1377783082.png | ᠷᠷᠷ ᠷ ᠷᠷ ᠷᠷᠷ ᠷᠷ ᠷ | ᠷᠷᠷᠷᠷ | delete /update |
| 21 | uploadimg/1377783148.png | ᠷ ᠷᠷᠷᠷ ᠷᠷᠷᠷᠷ | ᠷᠷᠷᠷᠷ | delete /update |
| 23 | uploadimg/1377783575.png | ᠷ ᠷᠷ ᠷᠷᠷᠷ | ᠷᠷᠷᠷᠷ | delete /update |

图5-27 专辑列表

admin >>manage_music

| Track_id | NAME | url | stream | Operating |
|---|---|---|---|---|
| 167 | | | | delete /update |
| 168 | 1 ᠷᠷᠷ ᠷᠷᠷ | uploadmusic/1344484213.lrc | uploadmusic/mongol_ulger/HanLiuXlu/01.mp3 | delete /update |
| 56 | 12 ᠷᠷᠷ ᠷᠷᠷ | uploadmusic/1344484213.lrc | uploadmusic/mongol_ulger/LongHuShan/12.mp3 | delete /update |
| 55 | 11 ᠷᠷᠷ ᠷᠷᠷ | uploadmusic/1344484213.lrc | uploadmusic/mongol_ulger/LongHuShan/11.mp3 | delete /update |
| 54 | 10 ᠷᠷᠷ ᠷᠷᠷ | uploadmusic/1344484213.lrc | uploadmusic/mongol_ulger/LongHuShan/10.mp3 | delete /update |
| 53 | 9 ᠷᠷᠷ ᠷᠷᠷ | uploadmusic/1344484213.lrc | uploadmusic/mongol_ulger/LongHuShan/09.mp3 | delete /update |
| 52 | 8 ᠷᠷᠷ ᠷᠷᠷ | uploadmusic/1344484213.lrc | uploadmusic/mongol_ulger/LongHuShan/08.mp3 | delete /update |
| 51 | 7 ᠷᠷᠷ ᠷᠷᠷ | uploadmusic/1344484213.lrc | uploadmusic/mongol_ulger/LongHuShan/07.mp3 | delete /update |
| 50 | 6 ᠷᠷᠷ ᠷᠷᠷ | uploadmusic/1344484213.lrc | uploadmusic/mongol_ulger/LongHuShan/06.mp3 | delete /update |
| 49 | 5 ᠷᠷᠷ ᠷᠷᠷ | uploadmusic/1344484213.lrc | uploadmusic/mongol_ulger/LongHuShan/05.mp3 | delete /update |
| 48 | 4 ᠷᠷᠷ ᠷᠷᠷ | uploadmusic/1344484213.lrc | uploadmusic/mongol_ulger/LongHuShan/04.mp3 | delete /update |
| 45 | 1 ᠷᠷᠷ ᠷᠷᠷ | uploadmusic/1344484213.lrc | uploadmusic/mongol_ulger/LongHuShan/01.mp3 | delete /update |
| 46 | 2 ᠷᠷᠷ ᠷᠷᠷ | uploadmusic/1344484213.lrc | uploadmusic/mongol_ulger/LongHuShan/02.mp3 | delete /update |
| 47 | 3 ᠷᠷᠷ ᠷᠷᠷ | uploadmusic/1344484213.lrc | uploadmusic/mongol_ulger/LongHuShan/03.mp3 | delete /update |
| 57 | 13 ᠷᠷᠷ ᠷᠷᠷ | uploadmusic/1344484213.lrc | uploadmusic/mongol_ulger/LongHuShan/13.mp3 | delete /update |
| 58 | 14 ᠷᠷᠷ ᠷᠷᠷ | uploadmusic/1344484213.lrc | uploadmusic/mongol_ulger/LongHuShan/14.mp3 | delete /update |
| 59 | 15 ᠷᠷᠷ ᠷᠷᠷ | uploadmusic/1344484213.lrc | uploadmusic/mongol_ulger/LongHuShan/15.mp3 | delete /update |
| 60 | 16 ᠷᠷᠷ ᠷᠷᠷ | uploadmusic/1344484213.lrc | uploadmusic/mongol_ulger/LongHuShan/16.mp3 | delete /update |
| 61 | 17 ᠷᠷᠷ ᠷᠷᠷ | uploadmusic/1344484213.lrc | uploadmusic/mongol_ulger/LongHuShan/17.mp3 | delete /update |
| 62 | 18 ᠷᠷᠷ ᠷᠷᠷ | uploadmusic/1344484213.lrc | uploadmusic/mongol_ulger/LongHuShan/18.mp3 | delete /update |

图5-28 列表管理页

（五）电子商务应用系统

蒙医药电子商务平台将为患者、医生、医院、药厂、药店等个人或企业提供网上交易和洽谈的渠道。将原本分散的蒙医药信息资源集中起来并与线下资源进行整合，大大提高了蒙医药相关商务活动的效率，同时平台也是协调与整合信息流、物质流、资金流，并使其有序、关联、高效流动的重要场所。个人、企业可充分利用电子商务平台提供的网络基础设施、支付平台、安全平台、管理平台等共享资源，有效、低成本地开展自己的商业活动。

账户管理系统。该系统负责对平台各类用户提供账户服务，包括对不同类型用户的支持，各类用户有不同的管理和使用接口。

仓储管理系统。该系统负责管理药剂的仓储情况，各药剂供应商利用本系统所提供的管理功能管理其药剂的仓储情况，记录药剂的进出库情况以及药剂的存储时间，监控药剂存储过程中的仓储环境，收集药剂存储器件的各种信息，严格保证药剂质量。

订单系统。该系统提供商家与客户的订单交易管理功能。

支付系统。该系统负责客户与商家之间交易款项的处理，该系统能够支持国内外主流的支付平台。

物流追踪系统。该系统提供对药剂等货物的物流追踪管理功能，该系统的客户和商家可以实时查看物流的流转情况，对接国内主要的物流平台，方便客户和商家自主选择。

客户服务系统。该系统负责对电商平台中的商家、客户等用户提供服务支持，包括记录用户投诉与问题反馈，线上线下语音/自助客户服务等功能。

推广系统。该系统主要用于蒙医药的推广交流，提供医患交流、制药企业与医生交流、专题推荐等服务，促进蒙医药的推广。

# 第六章　中国蒙医药信息化建设
# 基础数据库及平台研究

## 一、中国蒙医药信息化建设基础数据库的管理

为了实现蒙古文蒙医药资源数字化、信息化的目标,需建设一个能够保存海量数字资源的大型资源数据库以及平台运行系统。蒙医药基础数据库功能架构具体如图6-1所示。蒙医药信息化基础数据库平台的建设主要是数据库安全及灾备建设和数据库质量管控及验收测试两大部分,本章将围绕这两大部分展开介绍。

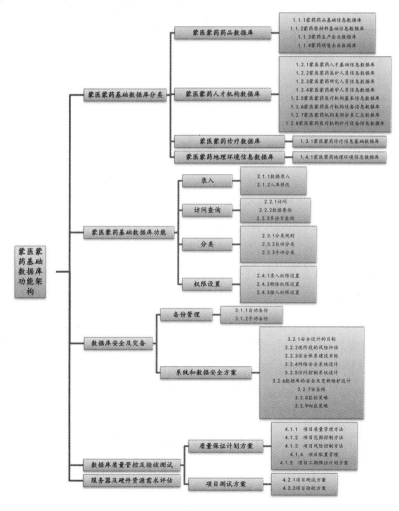

图6-1　蒙医蒙药基础数据库功能架构

常见业务流程图示例：

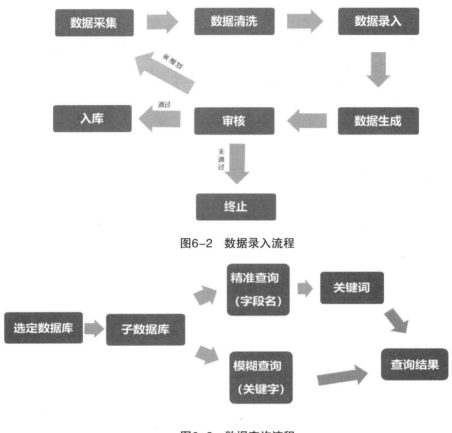

图6-2 数据录入流程

图6-3 数据查询流程

（一）数据库安全及灾备中的备份管理

数据库安全及灾备建设的主要内容是数据库的备份管理和系统数据安全方案的建设。

数据库的备份管理包括自动备份和手动备份两种功能：

自动备份。需要建立两套同样的且完全同步运行的文件服务器，如果其中一套发生了故障，另一套文件服务器就会立刻自动地与系统对接，取代已经发生故障的所有文件服务器后继续工作。通过对此技术的应用，可以有效地确保容错系统的重要数据信息在因系统或他人的错误操作而导致损坏或遗漏后，能够及时且迅速地在本地完成大量的数据恢复；除此之外，这项技术还被认为可以有效地确保当前的容错系统能够在发生各种不可预期或无法抵抗的地域性灾害（如地震、火灾、机械毁坏等）时，及时且迅速地在当地或者异地完成对数据和整个系统的灾难性恢复。

手动备份。系统管理员按照时间和范围进行选择后输出即可。手动备份自主选择性强，可根据不同需要选择相应的备份。

（二）数据库安全及灾备中的系统和数据安全方案

系统安全是一门具有较高综合性的学科，其具体研究及应用方向包括应用计算机信息科学、互联网信息技术、通讯信息技术、密码学、安全信息技术、应用系统数学、数据库理论、信息系统理论等。信息安全指的是整个网络信息系统中所涉及的重要硬件、软件以及信息系统内部的所有数据都已经得到了全面保护,不会被一些人为或不可控因素干扰以至于造成软硬件和数据的破坏、更改、泄露,系统能够保证长时间的稳定运行,也不会使网络服务中断。

安全设计的目标。总体来讲,制定一个用以解决信息整合与系统安全问题的网络安全管理方案,其目的就在于要确保该系统中的信息数据是完备且安全的,且在该系统运行过程中不会因各种因素的干扰而受到威胁或损害。从技术层面来讲,为了使得其安全管理方案适用于各管理层级的信息整合系统,必须要求该安全管理方案在保密性、完整性、真实性、可靠性、可用性、不可抵赖性等方面具有成效。通过进一步分析该安全管理方案的要求,我们要求达到以下几个方面的目标。

第一,确保网络边界的安全性和数据传输过程的保密性。确保在发生黑客入侵等恶意破坏事件中不会使得信息整合系统的数据传输和内部网络受到损害,每一个系统用户或者分支机构在以后的内部网络信息通讯过程中都能够得到有效的保护。以上目标可以通过将防火墙设置在网络边界处实现。

第二,确保网络中的数据传播是可控的。无论是内部人员随意使用网络资源行为还是外部人员的非法入侵行为都能得到有效的监控管理,做到回溯可查,有据可查。可控功能可以通过配置IDS检测设备来实现。

第三,确保重要部门的可靠性和保密性。数据库项目若想完成实施并顺利运行,则掌握敏感信息的数据中心就成了需要保护的重要部门,因此要断绝一切使得无关成员通过非法手段获取敏感信息的渠道。首先,可考虑利用网络设备的ACL功能来实现初步的安全保护,其次可考虑配置分级的防火墙来进一步保护数据的安全。

第四,确保信息系统内的安全系统具备可检测特性。能够按照预先设计的时间点高效评估整个内部网络的高效服务器、应用系统和网络设置的安全性,通过控制检测时间点,从而及时有效地发现漏洞,为网络管理人员及运维人员提供相应的分析与解决方案。实现方式为对系统进行定期的风险评估服务,并提交安全评估报告以及合理的解决方案。

第五,提高服务器系统的安全性和稳定性。可以合理利用第三方操作系统来强化软件对系统的关键服务器或应用平台的安全系数,从底层的角度出发提高网络系统的安全性,避免因操作系统自身的通用性而带来安全隐患,其中最重要的一点是完全剥离操作系统管理账号与数据访问账号,以及数据文件的权限细化。本方案已经在系统级安全和应用级安全部分进行了充分的考虑。

第六,保障网络数据资源的可用性及其业务体系的持久性。保护系统的网络系统归根到底就是保护网络上的业务数据,虽然通过网络设计方案中的冗余功能(如RAID、Cluster等技术)可以做到一定程度的数据安全,但因为类似的技术永远处于在线状态,且原始数据始终只有一份,而无法做到真正意义的"数据永不丢失"。因此,保证系统的网络数据资源的关键是要做到备份数据多份、可离线异地保存、历史数据可回放等相关指数。实现方案是在系统的关键数据服务器上架构存储备份系统,并实现数据的灾难性恢复。

第七,做到整个网络能够基于业务需求的可管理性。网络系统的核心永远是为业务服务的,因此优秀的网络管理系统要求对业务有所帮助。针对系统的实际网络环境和对未来的展望,网络管理系统要求能够做到网络拓扑图的自动发现、基于业务流程定制视图、服务器应用系统的性能分析和服务管理等。实现方案就是,在系统的整个网络中设置网络管理系统。

最后,实现完整的网络安全管理,做到真正的有"法"可依。网络安全解决方案永远只能从系统上切断网络上不安全的途径,但是要想真正保证系统安全,还需借助于有效的管理措施,只有这两者有机地结合才能让网络永远"与安全握手"。因此我们将配合系统的相关人员为其制定"网络安全管理相关规定或制度"等管理体制。

现阶段的风险评估。对于如何构建一套良好的网络信息安全体系这个命题,需要我们对整个体系的安全风险具有一个明确的认识。只有对自身的劣势与可能遭遇的风险有明确的认知,才可以实现自身问题的解决,构建出具有针对性且合理有效的安全管理体系。因此,对于安全评估方法的选择就显得尤为重要。如何准确地从自身的脆弱性、潜在的威胁、策略及其管理的优劣等这些维度去判断和分析系统中各类信息的安全性将是一个关键因素。设计方案将依据对安全风险具有良好定义的ISO17799/BS7799国际标准进行安全评估。

首先,建立信息安全的管理框架,为了对管理信息系统当前或未来所存在的安全风险进行划分和定义,必须要对管理目标和所实施的管理方法进行科学的验证,对当前可能或者已经存在的风险和威胁有一个清晰的认知,由此可以对管理信息系统安全策略的建立,IT安全体系的建立,以及进行科学合理的安全防护提供依据。

第二,进行安全风险评估。安全风险评估工作主要包括以下内容:分析用户资产中存在的风险及其强弱、劣势、对其组织的影响程度等。依据ISO17799/BS7799,需要对系统可能存在的信息安全风险进行定量和定性两方面的评估。安全风险评估包含6个方面:①当前的技术脆弱性和针对技术入侵漏洞的风险审计;②自身的脆弱性及漏洞的风险评估与审计分析;③当前的安全威胁和入侵漏洞的审计;④对潜在的安全威胁和入侵漏洞进行风险评估与审计分析;⑤整个体系的策略和管理评估;⑥风险综合分析。

一般来说,安全解决方案强调网络与安全,对物理方面的安全鲜有提及,因此对于评估的范围也限定为网络信息。

一般从两个方面来衡量风险:发生风险的可能性以及风险发生后造成的影响程度。下面针对本系统进行前期的风险评估,见表6-1。

表6-1　系统前期的风险评估

| 序号 | 风险分类 | 可能性 | 影响 | 风险级别 |
|------|----------|--------|------|----------|
| 1 | 网络用户无法识别的风险 | 高 | 高 | 高 |
| 2 | 网络边界的非法入侵 | 高 | 高 | 高 |
| 3 | 合法用户访问网络资源无法监控的风险 | 高 | 高 | 高 |

| 序号 | 风险分类 | 可能性 | 影响 | 风险级别 |
|---|---|---|---|---|
| 4 | 重要数据丢失的风险 | 高 | 极高 | 极高 |
| 5 | 病毒无法防范的风险 | 极高 | 高 | 高 |
| 6 | 系统漏洞无法及时检测被攻击的风险 | 高 | 高 | 高 |

安全体系建设目标。在落实建设中应当遵循的指导思想：总体上统一规划，同步推进，相互配套；实现上分步执行，渐进式地获取；在具体的设计过程中，整体结构是一体化、标准化、平台式的。安全和保密功能应该做到多层次。安全问题是不可能使用几个安全类型的产品就得到解决，它们往往需要系统、立体地处理。所以我们在选用安全类型的产品时，要做出统筹安排、保证现状、着眼拓宽、预先规划、逐步执行。我们认为，本次项目安全体系建设的具体目标为：

第一，构造一个完全可控的全国互联网信息平台。科学划分各个安全域，明确各个安全域之间的互联网信任及保护关系，并对各个安全域设置对应的物理隔离、防火墙、访问控制列表等网络安全保护措施，实现各个安全域之间在各个网络安全层面上的相互访问和安全监控。

第二，构造完善安全的网络安全系统管理平台。通过配备一套功能完善的安全管理子系统和存储备份管理系统，并与完善的安全管理相结合，实现系统层面的访问控制与数据存储安全。

网络安全系统设计。安全系统一般分为系统级安全和应用级安全，系统级安全是指对网络系统、服务器与存储系统、操作系统、备份与恢复系统进行考量的安全措施；而应用级安全是指在应用软件中，对用户进行划分，根据不同用户分配不同用户权限，采用不同的管理策略的一种安全手段。

访问控制系统设计。增强网络边界访问控制，对系统内部网络用户和外部网络用户进行隔离，针对不同的用户和用户的不同存取要求授予其不同权限，禁止非法用户进入业务系统；利用防火墙的性能将内部网与外部网隔离，并将内部的应用服务器都置于防火墙的保护之下，免于受到外界的攻击。

漏洞扫描与补丁管理系统设计。操作系统虽然是应用最为广泛的，但操作系统也是最不安全的，本身的漏洞众多，因此需要定期进行漏洞扫描。网络漏洞扫描系统正是这一新兴技术的应用，网络漏洞扫描系统包含了网络模拟攻击、漏洞检查、报告服务过程、提取针对性的信息、分析评估风险、提出安全意见和改善措施等各种功能，帮助企业和用户有效地在事前控制网络上可能出现的各种安全事故，最大限度地消除各种网络安全隐患。网络安全扫描系统拥有强大的网络漏洞检查能力和高精度的检测效果，紧跟用户需要的功能设定，多变灵活的检查方式，详细精确的漏洞纠正修补计划和高用户友好性的报表系统，为网络行业的管理者制定了合理的安全保障策略，并为其提供了安全保障依据。

应用安全。应用安全就是指整个系统自身在实际使用过程中的安全性，应用安全也是一个很重要的因素。具体来讲包括两个方面：第一，业务逻辑具有安全性；第二，系统运行上要具备攻击性。

业务逻辑上的安全是指数据的权限（只有指定的人才可以接触到指定的数据）和功能互斥（使用者可以排他性地控制特定数据）。譬如，当一个使用者编辑特定数据时，其他使用者只能查看它。如系统会设定只有商务处人员才有权限查看商务处的相关资料和数据，普通系统管理人员如果没有被授权，即便能够进入商务处系统界面，也无法对商务处相关数据进行查询与改动。而目前经过我们的精密的设计和反复的实验，系统信息数据管理中心与监控系统完全能够满足这个要求。

对系统进行袭击是指使用者将现有漏洞为攻击点非法入侵并使用系统。其中比较常见的系统袭击方式有两种：利用系统漏洞进入系统；利用程序漏洞进入系统。为了很好地解决这一问题，我们在系统设计和系统实现过程中就将系统攻击性充分考虑其中，邀请专业的网络安全检测机构检测。除此之外，为了追求更高的安全性，我们可以使用数字证书的方式对系统使用者进行控制和监督，限制只有拥有数字证书的用户才可以正常地使用该系统。以下是涉及应用安全的几个方面问题：

第一，身份认证与授权。身份认证是指当用户试图访问某个系统时，首先需要认证用户身份，并将认证结果作为是否允许用户进入系统的依据。登录过程被认为是认证过程的常见表示方式，根据用户所提供的登录名与密码进行认证，一系列的"身份"（比如用户名和用户的会员资格）就与这个用户建立关联。这些"身份"通常也被称为"职务"（Principals）。授权，从另一个角度理解，是一种根据通过身份验证的用户所对应的角色给予访问权利的过程。简单来说，身份认证回答了"谁能够访问这个系统"这个问题，而授权则是回答了"什么资源可以被访问"这个问题。用来有效阻止受限的系统资源空间被未授权人员恶意访问，就叫作访问控制。

第二，基于角色的访问控制（RBAC）。角色首先是构成访问控制基础的语义结构。使用基于角色的访问控制，系统管理员可以根据需要对角色进行定义，之后给每一个系统使用者指定角色，并且根据角色约束系统使用者的各项权限，以此达到保护资源的效用。正常来讲，管理角色就是根据用户执行某些特定管理任务能力来定义的。

构建管理工具的安全框架。安全需求对于各个管理工具来说意义重大。当用户被允许访问管理工具后，要求有差别地给予不同的管理员相应的管理能力，例如，UI管理员只能访问UI界面，无法对系统内容进行干涉。这种功能可以通过授权机制（它决定了谁能访问什么资源）来实现。通常情况下，管理能力与各自的管理任务相关联，例如，管理员与管理用户及其会员资格的能力相关联。这种"基于能力"的授权称为权利（entitlements）。

委托管理是一种重要的技术，它使得管理员可以"pass-on"（传递）权限给其他管理员。委托管理可以通过扩展权利框架来实现，例如，让它内置于BEA WebLogic Platform 8.1。

总而言之，权利在受保护资源上增加了基于能力的控制，而委托管理则增加了管理任务上的控制。

角色和安全策略。安全框架应该支持用于定义安全约束(用于定义访问"资源"的权限策略)的API。由于把这些策略与角色(比如RBAC)关联在一起非常有利,单独的策略可能需要定义这些角色。这些角色策略可能基于时间、日期、请求和会话属性,以及用户属性,从而使这些策略具有动态特性。因此,角色策略将定义角色和与那个角色相关联的有授权约束的安全策略。定义和操作角色及安全策略的API对这种安全框架来说尤为必要。

第一,资源范围的角色。角色可以作用于同一应用程序的不同的资源范围内。应用于部署在安全域内所有资源的安全角色被称为全局角色。应用于部署在安全域(例如某种特定门户的资源)内某一资源的某一特定实例的安全角色被称为范围角色。管理员角色也需要根据哪些资源需要被管理来限定范围。管理员角色的作用范围包括整个企业应用程序。这是因为需要有一个能够管理全部Web应用程序(每个Web应用程序包含一个或多个门户)的管理员角色。因此根据应用程序的需求,设定管理员角色的作用范围是很有必要的。

第二,角色层次。角色层次关系是建立在所有角色(Roles)之间的一种部分顺序关联。在构建用于企业应用的管理工具时,我们需要紧紧地把握委托的发生方式以及控制方式,比如控制谁能对谁进行委托,角色层次图可以满足这项需求。在管理工具中,管理员(对应着某一角色)可能想要创建子角色,即另一些拥有有限管理权限的管理员。例如,一个担任"Monitor"角色的管理员可以创建一个叫作"Sub-Monitor"的子角色,然后委托给他一部分管理员权限,就描述了这样一种角色层次关系。在应用服务器中,Portal System Delegator是最顶层的角色,一开始所有在"管理员"组群里的用户都被映射到Portal System Delegator角色上。

CA认证机制。本方案将在设计中预留与CA认证的集成接口,待用户方条件具备时快速进行集成,实现网络加密传送与认证。

数据库的安全及更新维护设计。关系数据库的保护技术包括:数据库的安全性保护、完整性保护、并发控制和数据库恢复。

首先,数据库的安全性保护包括系统安全和自然环境安全两类。

数据库安全性的系统安全保护主要包括:对使用权的鉴定、对使用范围的限制、对存储管理权的鉴定。

(1)使用权的鉴定:蒙医药数据库管理系统,按照各级国家防控疫情监督办公室的职能机构分别设定用户等级,分别把有权使用本数据库管理系统的各个部门分配到不同的用户群体,并规定每位用户在系统中的用户标识符及口令,通过口令确认用户的权利所属。对拥有使用权限的合法注册用户,按照其授权的规则可以赋予不同的使用权限,所有注册用户根据其权限不同可以划分成五个等级:系统管理员、数据库管理员、一般用户、最基础用户和临时性用户。

(2)使用范围限制:对五个不同级别的用户,按照等级不同,对其所在数据库的使用范围进行权限设定,只能够允许他们访问该数据库的某些部分。系统管理员与数据库经营者所使用的服务范围为整个数据库,而其他用户的使用范围只是数据库的一部分。

(3)存储管理权鉴定:规定只有系统管理员或者是数据库的管理人员才能拥有数据库

的存储和控制权利。

具体五个不同层次用户的使用权的鉴定、使用范围限制及存储控制权鉴定包括系统管理员：对系统有运行维护及管理的权利，允许对系统进行任何合理操作，如对系统中的数据进行修正操作，对数据库结构进行修正，管理各层级用户的权利、用户标识符及口令等，除此之外还包括给各个层级的用户授权等权利。数据库管理员：可以对整个数据库内的数据进行增加、删除、修改、查找等操作，对整个数据库内的文件进行复制、转移和备份操作，修改数据表结构。但是数据库管理员无法对系统的软件层面进行修改，也不能进行用户授权操作。需要注意的是，由于蒙医药数据库管理系统中数据库的数据来自基层部门，因此上一层级的数据库管理员对数据进行操作时需要慎重处理。一般用户：允许对输入本数据库中的一切信息进行查询操作，但是不可以进行删除、修改操作，不允许访问基表。底层用户：根据用户权限只能查询被允许的公开数据，但是不可以进行删除、修改操作，不允许访问基表。临时用户：只能在给定的时间内有限制地查询某些数据，不可以进行删除、修改操作，不允许访问基表。系统会在临时用户完成操作后自动取消权限。

数据库的自然环境安全是指为了防止自然灾害对数据库造成的损害而采取一系列保护措施。毋庸置疑的是，自然灾害往往是不可抗的和难以恢复的，如果预防和保护不当，它对数据库所造成的损失是巨大的。目前主要的预防保护措施大多是进行定期备份，多地存储。

其次，数据的完整性检测。数据的完整性检测是指对于数据库中所有的数据进行正确性的维护，任何一个企业的数据库都存在某些不可抗力因素，导致数据库受到一定程度的破坏，这些因素主要包括：系统的硬件故障、系统的软件故障、应用程序的编写失败和操作员的运算失败等，这些影响因素有时候可以通过操作人员的日常规范操作和定期维护等方式来避免，但也存在大部分因素是避免不了的。因此，我们需要对数据库中的所有数据采取相应的完整性和安全性保护措施，即实施完整性检查和利用触发器的功能。数据库在数据模式设计中根据数据模式要求对数据表和表中的字段给出了一些约束条件，如定义主键、建立表与表之间的联系、实施参照完整性及对属性值的约束等，系统应用程序设计时依据这些特定约束条件进行完整性检查，当不满足条件时立即将警告信息通报用户以便采取措施。

再次，数据库的并发控制是防止多用户操作产生数据不一致。在蒙医药信息化数据库系统中，数据和用户之间往往是"一对多"的关系，因此会出现多个用户共同访问同一个数据的现象，当出现这种现象时，就很有可能使得数据不一致。多用户操作产生数据不一致的情形有以下几种：

第一，丢失修改。当两个用户对同一个数据进行修改操作时，其中一个用户对数据的修改就很有可能会破坏另一个用户对该数据的修改操作。

第二，脏读。一个用户使用了另一个用户修改后的数据，从而造成该用户的修改无效。

第三，不能重读。例如，用户A读取了数据甲，之后用户B读取并修改了数据甲，当用户A再次读取数据甲并校验时，就会发现两次读取结果不一致。

解决以上现象的有效手段就是封锁，即在特定的时间内禁止使用者做出违背数据一致性的操作。数据库中的数据更新一般都是在操作后才能实现，数据更新时需要建立分布式共享封锁，一旦任何一个更新事务启动，那么其他用户就是能被允许阅读数据，不再允许对更新的数据进行修改，直到每一个更新事务被提交，释放一个封锁。

最后，数据库恢复。尽管我们已经开始采取多种技术手段和业务逻辑来有效保护系统的数据库，但是对于某些数据破坏行为不可能被完全控制和预防，因此，数据库管理系统除了必须同时具备较好的数据完整性、安全性等数据保护措施和数据并发动态控制能力外，还必须同时具备所有数据一旦遭到破坏能及时进行恢复的功能。对于数据库的恢复主要要有以下几种办法：第一种是静态的数据转储，就是定期把数据库中的所有信息都复制出来，放置到一个可以被存储的设备（如磁带或其他媒体）中，这种转储方式一般在所有用户的事务完成之后进行。以后在进行数据更新的时候就只需要对更新的数据、增量的数据进行转储。增量转储可随时动态进行。转储的数据应异地保存。第二种方法是将每一次修改前后的数据都完整地记录到"运行日志"文件中。第三种方法是当数据受到不可抗力破坏时，数据管理人员根据系统运行日志及副本对被破坏内容进行修复。

数据库系统的安全性保证。首先，采用数据交换平台，客户端与数据库服务器之间支持采用第三方的通信加密算法，对通信内容进行加密，保证通信安全。其次，在交互平台内部，对每一次数据的进入请求都要进行身份核实，为不同的用户身份设置不同的权限，对于那些非内部用户，不授予业务数据库与中心数据库的访问权限，这就相当于在原有的数据库防护系统之外增加了一个新的防火墙。最后，由于采用了数据交换平台和前置机系统，中心服务器上的应用程序与业务服务器上正常运行的业务系统可以有隔离，二者具有互相独立的身份验证机制和权限管理，因此进行数据交换时必须采用符合数据交换平台国际标准的数据交换接口来进行安全认证和数据过滤，这就杜绝了保密信息泄露的可能。

监控策略。首先，实时监控网络状态和异常网络行为，及时发现和阻断网络入侵，及时查杀网络病毒，防止病毒造成灾难性的系统破坏。其次，为了能够及时发现硬件故障或拒绝服务攻击等网络异常情况，要通过实地监视网络流量数据，准确地掌握网络信息资源的使用情况。同时采用网络入侵监测系统、系统日志监控以及网络流量监控等手段及时地对核心的网络业务进行安全监控。还要针对用户接入的所有网络信息进行安全的监控，防止非法行为和攻击行为。最后配置网络防病毒措施，防止被病毒破坏。

数据库的响应策略。终止是由各种因素所造成的数据危害，尽可能减少可能造成的损失，使得系统回归至正常工作运行状态。保存攻击痕迹作为证据，分析入侵行为，追究攻击来源。根据原有故障处置工作流程，成立紧急事件响应领导小组（cert），将小组的各岗位职责与授权给予明确说明，制定一套规范化的应急反馈工作流程。应急反应小组在工作中应与外部安全信息技术人员保持良好的关系，在响应发生重大安全事故时，应及时向外部安全信息技术人员咨询，取得建议与协助。必要时，外包某些特殊专业的安全信息技术服务。应急反应处置的措施主要包括：对发生事故的原因进行分析、清除后门或者病毒、对事故进行复盘并更新技术、尽快恢复原有数据使系统正常运营、保留入侵的证据及追查攻击的来源。应与外部安全信息技术资源相互配合,对发生的事故进行全面的综合评估,包括:提供安全事故情况分析报表、提供应急解决办法和风险防范措施建议。

(三)数据库质量管控

数据库质量保证计划方案的设计与建设,包括:项目质量管理方法、项目范围控制方法、项目风险控制方法和项目配置管理。

1. 项目质量管理方法

首先要做的就是建立一个科学安全的产品质量管理框架。工程质量体系的形成对企业内部工程质量监督管理工作的开展大有益处,每一项工程经营管理业务和每一项生产工程,严格依据ISO9001标准认真监督管理,从工程合同质量控制、设计质量控制、文件和工程数据控制、采购控制、设备及工程生产业务全过程的质量控制,确保每一项工程经营管理业务和每一项工程生产业务的全过程可视、可控、可查,为工程项目质量目标达标奠定坚实的基础。

高度重视质量制度在运行过程中所产生的各种质量纪律记录的搜集、保存与管理,对于质量纪律记录的格式以及由其产生至归档的管理应精细、严谨,使之能够更好地反映出质量制度在运行过程中所具有的真实内涵,为不断地开展质量改善活动提供了坚实的基础,也是确保企业各类工程项目质量的可追踪性的主要依据。

现行的企业质量管理体系是公司在经营期内开展各种业务活动所必须严格遵循的大政方针和基本原则,而针对经营期内工程所要实施的企业质量管理与安全性保证制度就是公司现行质量制度体系的一个具体表征。因此,它必须与现行企业质量制度体系相适应。同时,结合本设计工程的具体要求,建立一套实用性较强的质量控制体系,使之能够在本设计工程所要实施的每一个环节及各个阶段中有效运行,以确保本设计工程的质量目标。

结合ISO9001质量管理规范,研究制定了一个关于项目在建过程中所实施的质量循环,如图6-4所示(也就是项目主要阶段的质量控制)。

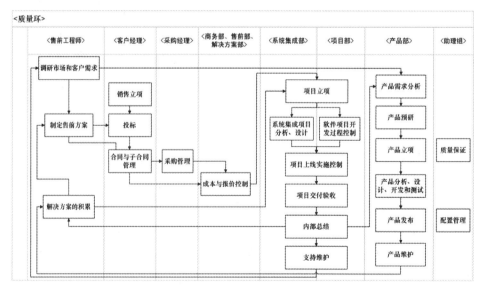

图6-4 项目实施过程质量环节控制图

将ISO9001与CMM模式结合,全面推进质量保证体系。为了提高公司软件项目的整体质量水平,公司设立质量管理部,负责软件项目开发工作确认,除此以外,还会对测试理论、测试方法、测试手段及工具进行研究与开发。从软件项目开发质量控制及测试管理两方面着手,不断改进现行的软件开发质量管理方法。同时,为保证软件项目实施质量,公司还建立了主流的软硬件平台测试环境,并与各主流厂商合作,充分利用厂商的实验室,随时进行软件产品质量测试工作。

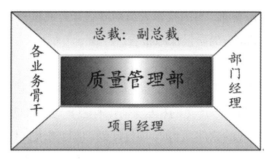

图6-5  遵照CMM模式在公司内成立过程改进组

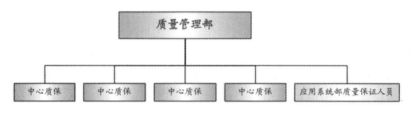

图6-6  深入基层质量保证组工作

其次是采取质量保证措施。各项业务活动在实施过程中所产生的质量管理记录,如:项目的设计、调研、确认、检验、调(测)试及项目的验收报表、项目的总结、设计变更记录等,均可以作为相关的质量记录留存下来,以便于清楚地描述一个项目的具体实施情况和进展。

针对本工程项目的具体技术特点和要求,本工程项目质量保证的基础性活动内容应当包括以下几个方面:

第一,制定系统施工管理规范与软件研究开发技术规范。其中包括:本工程项目的开发流程以及其他相应的支撑过程(例如对于系统实施的统一要求,文档的开发流程、质量保障过程、验证和确认流程、修订过程及变更流程等)的界限、文档规范、质量保障规范、检测流程规范。

第二,制定质量确保方案。该项目管理计划要按照本项目的技术特点和要求,对所有必需的质量保障活动、执行条件和必备资源、活动时间及其所使用的工作设备等产品的质量标准给予严格规定,并制定细致的执行规划。

第三,设立产品质量保证和检验测评小组。产品质量保证及检验测评组由项目部主任领导和负责,下设一个产品质量保障组和一个(或若干个)检验测评组。产品的质量保障与测试小组由检验测评组挑选专业技术人员进行。要求开发小组指定各子系统技术负责人配合协调两组的工作。

第四，落实质量保障计划。依据产品质量保证计划，组织产品质量评审，并对整个软件研制过程、设备配置管理工作过程、检测工作过程、调试工作过程以及系统在试运营期间的安全性检查与监督，提交各个阶段的质量现状分析报告和问题分析报告。

第五，组织企业开展有关产品质量的资格确认工作。依据产品质量安全保障实施方案中所明确规定的产品质量保障标准，组织技术人员对本公司产品进行最终产品质量认证考核，并对其进行质量确认，提交相应的质量保障报告。

2. 项目范围控制方法

项目变更就如同项目风险一样，是不可避免的事情，为了最大程度降低项目变更对项目结果产生负面影响，增强对项目结果产生的积极影响，有必要对项目进行变更管理及控制，事前要明确定义，即只有纳入基线的软件项（如：项目计划、项目需求）才能进行变更，事中要严格执行，即更改要严格遵循更改申请、更改审批、更改实施、更改确认、更改传递的步骤；在实施过程要进行跟踪和验证，确保变更被正确执行。

根据的项目实施方法并结合本期项目实施的要求，变更的结果输出为更改申请表以及相关的变更后文件，参与的角色包括分项目经理、总体项目经理、总体架构师、双方领导层以及其他项目组成员。项目变更规范具体如下：

首先，提出变更申请：按照变更申请的规则，由变更申请人填写更改申请表，提交项目组相关人员审批。变更申请规则包括：当项目的需求发生变化且与基线库的相关文件不一致时，致使项目开发和管理的工作量增加超过10人天时，项目经理填写更改申请表，由项目经理告知用户方项目经理。对列入基线的软件项进行更改，更改申请人应填写更改申请表并提交分项目经理审批。项目不能按计划进行，致使项目阶段点延期超过计划预定时间5天以上（包括5天）的，项目经理需填写更改申请表提交总体项目经理、项目经理以及有关领导审批。

其次，变更审批：根据变更的内容、大小以及影响程度，将由不同角色的人员参与审批，必要时需召开变更评审会。对于纳入基线的变更，项目经理审批通过可以执行变更，并将变更事项通知配置管理员和项目组相关人员；对于需求变更的，业务管理部组织评审（参见评审作业指导书），通过后项目经理将更改通知项目组成员、客户经理；如若需求更改变动较大，导致合同需要修改时，需启动合同、标书及其他法律文档控制程序；对于出现的较大变更，总体项目经理将有权利召开变更评审会，参加会议的人员应包括分项目经理、各总项目经理、有关领导、有关技术人员。

再次，进行更改实施与确认：通过审批，双方对项目变更内容及相关事项达成统一后就可以实施变更，并将更改结果通知配置管理员及项目组相关人员。更改实现人员参照更改申请表中的意见，从配置管理员处提取需要更改软件版本，对软件进行更改。变更发生后，对于代码的变化重新进行测试，形成相应报告，成为完整闭环。软件的变更要连带相应文件的变更，文件资料的更改一般是由更改实现者同时完成，更改实现人员在实施更改时，要填写更改记录表记录更改情况。

最后，更改后，更改申请者应及时将更改事项通知各项目相关人。

3. 项目风险控制方法

风险管理工作就是通过对人为造成的潜在伤害和损失做出辨识、评价、预防及控制等方法来实现对项目的风险管理。风险管理是一种主动性控制。首先要对一个当前项目的风险进行辨认，紧接着将这些风险进行数字化表示，对项目的风险进行控制。在国际上，风险管理被视为一个项目经营管理工作的重要组成部分。其中，风险管理与目标控制被认为是整个项目经营的重要基石。

蒙医药信息管理系统同样面临由各种因素所带来的风险，面对所有可以预见甚至无法预测的风险，系统都要做出综合评价和分析，并制定一套相应的策略和解决措施，用于降低、淡化和防范工程建设中的风险，控制或者是转移损失，因此实行风险管理尤其重要。

当要对该系统进行风险分析时，我们不可避免地就需要分析涉及该系统项目管理的四个重要指标，即管理主要包括四个基本要素：工作范围（Scope）、时间（Time）、质量（Quality）、成本（Cost）。风险的分析也就是紧紧地围绕着项目的四个基本要素来开展，而由于工作范围都是在招标文件中被指定的，相对来说比较固定，所以主要可供参考的因素是时间、质量和成本。它们的关系见图6-7。

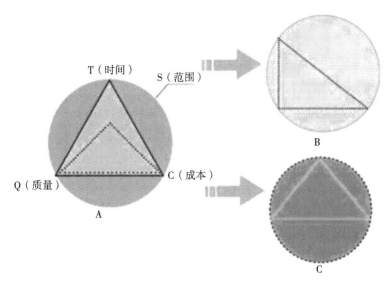

**图6-7　项目管理要素图**

项目的风险来源于项目实施固有的风险和由于项目特点导致的风险。以下情况都可能构成风险来源：

第一，项目入场条件准备不充分。在我国同类型的项目中曾经存在一些问题，即开发者在入场后才发现入场条件并没有得到充分的满足如：施工场地不符合条件、没有配置电源接口等；另外，由于这个项目将涉及众多的网络服务器及其网络软硬件，因此很有可能存在着网络机房和服务器设备及网络软硬件设施条件差异构成的风险，甚至可能直接导致项目的整体进度被拖延；同时由于地域跨度大，往返路程上花的时间较多。

第二，系统问题。施工人员与设计人员沟通不明确，施工人员可能会对实施方案存在质疑，这些问题都有可能导致返工，从而既耽误了项目的工期，也增加了项目的成本。

第三，设计方案更改。由于本项目之前并没有相应的业务系统，很多业务流程需要在软件平台上进行使用验证，很容易因使用者的不同要求而出现更改设计方案的情况，这样会把原来的计划打乱，预算也随之发生变化，管理成本也同时增加。

第四，由于本次工程所涉及的施工技术比较复杂，且涉及的承包商也比较多，如果施工过程中各承包商在接口上存在不一致，那必然会导致项目进展困难，出现这种情况也会使得甲方处在被动位置。

第五，双方之间的沟通欠缺。如果一方的改变无法及时传达给另一方，一定会导致整个系统构建结果和最初预测有出入。

该投资项目还需要定期进行风险评估。项目主要包括了产品设计方案、产品开发技术、业务、人力资源、财政、资金、协调和经营管理、内部风险准备七个重要的组成部分。假设这七个组成部分之间出现问题，根据各自对于项目时间、质量、成本等诸多关键要素所可能造成的直接影响和问题严重程度等作为主要依据进行分析可以确定其风险程度。表6-2分别对其进行了估值评估，评价结果中所得到的分辨率数值越高，对于上述三要素的影响会越大，潜在投资风险也就更高。

项目风险防范策略就是合理地运用风险管理策略降低、规避项目的风险。

第一，风险监督。风险监督是风险管理中不可缺少的一个环节，它包含发生监督和风险管理过程监督。发生监督是对已知的可能造成损失的风险进行监控，将风险扼杀在摇篮中；风险管理过程监督要求工作人员在施工过程中认真履行自己的职责和义务，否则便会在风险管理过程中被纠察。

在本次建设项目中，我们把整个建设过程中的风险意识落实到了项目每一个工作人员的身上，让每一位工作人员意识到自己有义务承担建设过程中的风险，同时还要设置相应的组织机构专门针对存在的风险问题做好信息搜集，应急措施的制定等，以便能及时地发现所有可能存在的风险，消灭和降低风险。具体的风险控制和监督措施主要有：由项目质量管理小组负责项目质量问题风险监督和进度风险的监督，每天必须向项目经理汇报；项目经理汇总后呈报项目领导小组树立对项目的风险意识；将风险提示贯彻落实到每一个员工的工作中，加大对员工风险意识的培训，培训可以采用定期或非定期培训；把对风险的监督始终贯穿在日常的工作和检查中，保证工期的每一天都在进行风险控制。

第二，风险储备。风险储备是通过冗余作为风险的储备，以便于在发生风险事件时及时作出响应和处置。风险储备要做到人力冗余和技术储备。人力冗余就是允许除项目组成员以外的人（例如临时工）参与到项目施工过程，并且可以将其作为该项目的储备力量以应对突发事件。技术储备主要是指企业在确定具体的实施计划前，集中讨论各分系统之间协调性的问题，并且组织培训，使得项目组成员迅速掌握该项目所需的一般性技术。

第三，紧急支援。紧急支援分为后备应急支援和流动应急支援。后备应急支援是为了能够快速高效进行救火式处理而采用人力冗余及设备冗余；而流动应急支援则需要设置应急救援工作小组，在出现应急事件时能够快速启动该小组并投入工作。同时我们还要通过建立具体的现场监控和应急预警管理机制，定义预警标准，对工作流程和标准文档的工作情况分析，在发现当前数值明显低于既定的预警标准时，及时向广大社会公众提出应急预警；建立升级的管理机制，预警管理工作如果出现了长时间还未能完全有效地解决的问题，应按照按工作小组→区域管理办公室→指挥中心，从低到高，逐层地进行升级，直至有效地解决。当自动预警系统自动升级连接到了上级系统，该事件就会被上级所接收，直接由上级处理预警事件。

第四，制订沟通计划。为了避免因双方信息沟通不对称所造成的风险，应预先制订较为科学完善的沟通计划。上层沟通是指企业与各方的高层领导之间必须保持固定沟通频率，提前掌握因为企业政策原因而造成的风险，并采取具有针对性的改革和措施；中层管理者沟通主要是指双方的项目负责人之间保持紧密的联系，对于工作日程的安排等都要做好检查，以此来避免由于准备不足而带来的拖延，同时就已经发生的问题进行商议；即时交流是指在工程实施过程中双方的工作人员必须保持积极互动，将其中所有遇到的问题及进展成果收集总结，转化为办公室全体工作人员的知识，以便办公室人员作出具有针对性的应急处置措施，避免矛盾积累后直接影响到该系统的最终运行；项目协调则是要求对项目进行分解细化，确定每一个分项目的过程及协调方式，当工程进展出现问题时，要及时地提出解决方案。

要想使得计划是合理的，就需要让甲乙双方对计划的细节与重要节点等方面达成一致意见。双方需充分了解项目施工过程中的潜在风险，并且在计划中作出相应的对策；双方都要明确每一个阶段各自的岗位和职责分工，以便于紧密配合，共同促进项目的顺利实施。

第五，充分调研。甲乙双方的业务需求负责人在项目的各个阶段都要进行迅速、充分的沟通；项目小组通过收集需求资料文档和产品制作的原型，与顾客细致、全面、有效地梳理业务要求；顾客可以对于需求的文档、原型提供建议和意见；在进入需求阶段之后，项目小组依然需要与顾客之间保持积极有效的信息交流。

第六，制定顾客认可设计方案。项目小组要根据顾客的需求，制定一套系统全面的设计方案。设计方案必须经过项目小组、技术咨询小组及其他领导团队充分研究讨论并评审合格后才能通过。项目组需要与顾客交流该设计方案，最终的结果是使得顾客认可该设计方案。

第七，做好充分的上线准备。项目部需将系统安装在顾客指定的施工现场，之后对安装好的系统进行调试，因此顾客需要为施工组提供一个安全的施工环境。顾客要认真、全面地进行用户接受度测试，以尽快对系统中可能出现的需求误差给予反馈。首先由公司组织一个小规模的典型用户进行试用体验,以便能够在短期间内得到直接有效的评估和反馈,项目团队迅速响应客户方所提出的意见和反馈。

最后,健全培训制度。根据培训对象自身的能力与岗位需求,系统开发者需提供普通软件系统的基本使用与操作技巧、专业的软件系统管理等各种形式的培训。根据客户需求与外部条件,提供灵活多样的现场培训;针对各级领导层工作的特点进行分时段、全方位的技能培训;针对具有统一性的职能要求而进行集中式、全面的整体培训;组织有关人员参加厂商开设的专业资质培训服务等。

4. 项目配置管理

配置管理工作的第一步就是制订一份配置管理计划。配置管理的内容包括:配置管理软硬件资源、应用系统开发工具、配置管理规范、角色定义及权限分配、配置项变更流程、配置库目录结构、基线确立与变更和配置库维护和备份计划。

(1)配置管理软硬件资源。

配置管理环境包括软硬件环境。具体的资源需求应该根据项目实际情况来确定,一般需要考虑的包括:网络环境、配置管理服务器的处理能力、空间需求,配置管理软件的选择等。选择一台PC Server作为配置服务器,Windows操作系统,配备备份设备。

(2)应用系统开发工具。

在本项目中使用的应用开发工具如表6-2所示。

表6-2　本系统应用开发工具

| 工具类型 | 工具名称 | 工具简介 |
|---|---|---|
| 开发工具 | Visual Studio | Visual Studio是一个开放源代码的、基于. NET的可扩展开发平台。就其本身而言,它只是一个框架和一组服务,用于通过插件组件构建开发环境。幸运的是,Visual Studio附带了一个标准的插件集 |
| | PowerDesigner11. 0 | PowerDesigner是一个功能强大使用简单的工具集,提供了一个复杂的交互环境,支持开发生命周期的所有阶段,从处理流程建模到对象和组件的生成。PowerDesigner产生的模型和应用可以不断地增长,适应并随着组织的变化而变化 |
| 业务建模工具 | Rational Rose2003 | Rational Rose是一个完全的,具有能满足所有建模环境(Web开发,数据建模,Visual Studio和C++)需求能力和灵活性的一套解决方案。Rose允许开发人员、项目经理、系统工程师和分析人员在软件开发周期内将需求和系统的体系架构转换成代码,消除浪费的消耗,对需求和系统的体系架构进行可视化,理解和精练。通过在软件开发周期内使用同一种建模工具可以确保更快、更好地创建满足客户需求的、可扩展的、灵活的应用系统 |

续表

| 工具类型 | 工具名称 | 工具简介 |
|---|---|---|
| 版本控制工具 | CVSl. II | CVS能够保证大家文件的一致性。这在团体开发时是非常有用的,因为任何人进行一个小小的改变,所有的人都会知道,可以方便地升级。而且,使用CVS可以只升级改变的部分而不需要下载整个文件 |
| | SubVersionl. 5 | SubVersion是一个自由/开源的版本控制系统。SubVersion的版本库可以通过网络访问,用户可以在不同的电脑上进行操作。从某种程度上来说,允许用户在各自的空间里修改和管理同一组数据可以促进团队协作。因为修改不再是单线进行,开发速度会更快。此外,由于所有的工作都已版本化,也就不必担心由于错误的更改而影响软件质量,如果出现不正确的更改,只要撤销那一次更改操作即可 |
| 文档管理工具 | Wikil. 10 | Wiki是一种超文本系统。这种超文本系统支持面向社群的协作式写作,同时也包括一组支持这种写作的辅助工具。在Wiki页面上,每个人都可以浏览、创建、更改文本,系统可以对不同版本内容进行有效控制管理,所有的修改记录都会保存下来,不但 可事后查验,也能追踪、恢复至本来面目 |
| 测试管理工具 | JIRA3.7 | JIRA是一个优秀的问题跟踪及管理软件。它由Atlassian开发,采月J2EE技术,它正被广泛的开源软件组织,以及全球著名的软件公司使用,它堪称是J2EE的Bugzilla |
| | LoadRunner8. 0 | LoadRunner是一种预测系统行为和性能的负载测试工具。通过以模拟上千万用户实施并发负载及实时性能监测的方式来确认和查找问题,LoadRunner能够对整个系统架构进行测试。它主要由三大主要部分组成: Controller、VuGen(Virtual User Generator)、AnalysiS |

（3）配置管理规范。

配置管理规范的内容需要包括以下的内容: 配置项及其命名规则、版本、配置项变更流程和配置项发布。

配置项及其命名规则。

对项目来说,配置项需要包括以下的内容。项目管理过程文档: 项目任务书、项目计划、项目周报、个人日报和周报、项目会议纪要、培训记录和培训文档; QA过程文档: QA不符合报告、QA周报和评审记录; 工作产品: 需求文档、设计文档、代码、测试文档、软件说明书和手册; 项目中使用的第三方产品。

下表（表6-3）列出了我们在项目中使用的配置类别命名。

表6-3　配置类别命名表

| 配置类别 | 命名 | 配置类别 | 命名 |
|---|---|---|---|
| 项目任务书 | PT | 项目计划 | PP |
| 项目周报 | PR | 个人日报和周报 | PER |
| 项目会议纪要 | PM | 培训记录和培训文档 | TR |
| QA不符合报告 | QAP | QA周报 | QAR |
| 评审记录 | RR | 需求文档 | REQ |
| 设计文档 | DD | 代码 | CODE |
| 测试文档 | TD | 软件说明书和手册 | MAN |
| 项目中使用的第三方产品 | PART3 | | |

配置项命名中的"配置项特殊标识"根据配置类别的不同而不同。比如,对"设计文档",如果细分的话,可以分为"概要设计"和"详细设计";对"代码",可以按照模块来命名配置项。

配置项版本。

配置库包括个人工作区、受控库、发布区三个部分,配置项的版本命名规定如下:

基线版本。按照基线的状态,项目中的基线有两个方面:一是作为里程碑的基线。对于一个产品项目开发来说,我们通常采用迭代的方法进行开发设计,以一个迭代开发过程案例作为实际案例,分为需求、概要设计、详细设计、编译设计、单元测试、集成测试、系统测试七个开发步骤,每个开发阶段都需要我们设立开发里程碑。在每一个里程碑上都要尽可能地用文字、图片等方式表述当前状态。另一个是模块的阶段性成果基线(对工作产品而言)。阶段性成果主要在编译过程中体现,比如编译过程进入了一个阶段,开发小组长会将有价值的编译过程和最终代码保存下来,把它作为这个阶段的代码基线。这种基线不需要评审等正式程序来进行确定,但也需要有相应的检测和验证方法;就像在一个项目中,在代码设计阶段,确定了代码基线的负责人就是项目的开发小组长,但是开发小组长必须能够保证自己的代码基线满足一定条件。由模块的负责人确定。

其他版本。除了基线版本外,有时还可根据自己的需求在软件开发和运行维护的过程中确定其他版本。比如软件在测试阶段需要根据测试内容和结果不断修正软件,每一个修复结果都是一个版本。

配置项版本按照模块划分,每个模块有自己的版本演进。整个项目维护需要一张发布版本和模块版本关系的矩阵图,便于追踪。

配置项发布。配置项发布指配置项进行到一定的阶段(例如,里程碑阶段),需要对外发布明细规则。在这个项目中,配置项发布是通过标签来实现的。

表6-4　系统测试明细表

| 阶段 | 触发事件 | 操作人 | 标签类型 | 打标签的级别 |
|---|---|---|---|---|
| 单元测试 | 单元测试完成,可以提交集成测试 | 开发人员 | FOR_TEST | 模块级 |
| 集成测试 | 集成测试完成,不通过(如通过,进入系统测试阶段) | 测试人员 | TESTED | 模块级 |
|  | BUG修改完成,可以提交测试 | 开发人员 | FOR_TEST | 模块级 |
|  | 集成测试通过,可以提交系统测试 | 测试负责人 | TESTED | 模块级 |
| 系统测试 | 系统测试完成后,不通过(如通过,进入验收测试阶段) | 测试负责人 | TESTED | 项目级 |
|  | BUG修改完成,可以提交测试 | 开发人员 | FOR_TEST | 项目级 |
|  | 系统测试通过,可以提交验收测试 | 测试负责人 | TESTED | 项目级 |
| 验收测试 | 验收前的版本,可发布到现场安装 | 配置管理员 | LOAD | 项目级 |
|  | 验收后的版本,可发布的正式版本 | 配置管理员 | LOAD | 项目级 |
| 现场维护 | 修改BUG后提交测试 | 维护工程师 | FOR_TEST | 模块级/项目级/文件级 |
|  | 测试通过与否 | 测试人员 | TESTED | 模块级/项目级/文件级 |

（4）角色定义及权限分配。

角色是配置管理流程的执行者和参与者,定义明确的角色有利于实现明晰的授权和流程,虽然在实际中可能由一个人担任多个角色,但还是应该保留角色的定义。

下面是该项目中我们的角色定义。

配置文件管理员。配置文件管理员主要负责对用户成员的权限进行分配和修改,要维持所有的配置目录及其他配置管理条款。

项目经理。项目经理负责牵头完成所有的需求分析及系统总体设计,需参与项目的全部过程,并对所有过程负责。项目经理对所有管理类的文档具有阅读权限,允许其对项目文档进行更新操作。

开发组长。开发组长对于整个团队的工作负有组织与管理职能,同时各个开发组长也需要根据软件承担相应的开发职能。允许开发组长读取管理类文档,但不可修改文档;允许其读取和更新本组负责板块的文档。

开发软件工程师。开发软件工程师为了顺利完成具体的软件开发工作任务,允许其读取管理类文档,但不可修改文档;允许其读取和更新本组负责板块的目录。

测试组长。测试组长负责指导和监督项目测试，制定项目测试方案和测试计划，并经过审查后核定各项目的测试工作报告。允许测试组长读取所有目录，但不可修改目录；允许其读取和更新测试目录。

测试工程师。测试工程师的主要职能是制定各项测试任务，实施测试工作，包括测试用例开发和测试执行、测试报告编写。允许测试组长读取自己所负责的板块，但不可修改；允许其读取和更新测试目录。

QA工程师。允许QA工程师读取所有目录，但不可修改；允许其读取和更新QA类文档目录。

为了防止误删数据情况的发生，除配置管理员外，所有成员都没有删除目录和文件的权限。整个系统中只有配置管理员拥有删除权限。

（5）配置项变更流程。

配置项变更管理流程主要指对配置项的动态管理，在我们的项目中分为两个部分：首先是对配置项新建、检入（Commit）和检出（Update）的规定；其次是对入库的文件类型和大小的规定。

新建。一般来讲，只要使用者拥有新建的权限，都可以新建模块。从系统的安全性和正规性考虑，不同模块要由不同使用者新建。

检入。检入频率规定如下：在还未进行编码时，每周至少检入一次；在代码编写阶段，至少每天一次；在系统测试阶段，只要代码或者工程文档发生更新，就需要进行检入。为配合检查、备份工作，需在检查备份周期前全部检入并退出登录。

检出。一般来讲只对更新过后的文档检出。

销毁（Destroy）。如没有特殊情况，不允许对文件进行销毁操作。如果是误删，需要在24小时之内将情况告知管理员申请修复；如超过24小时，需要将情况告知项目经理，并由管理员开展数据恢复工作。

表6-5　各阶段环境职责系统配置管理责任表

| 阶段 | 负责人 | 职责 |
|---|---|---|
| 编码前 | 开发人员 | 每周及需要评审前Commit工作产品（包括版本发布说明）到CVS上 |
| | 开发组长 | 每周检查 |
| 编码 | 开发人员 | 每天Commit工作产品（包括版本发布说明）到CVS上 |
| | 开发组长 | 每周检查 |
| | 经理及组长 | 抽查及走读，检查代码风格 |
| 测试 | 开发人员 | 每天Commit工作产品到CVS上（如当天没有修改可以不进行Commit）；以LABEL形式提交一个新版本给测试，附带版本发布说明 |
| | 测试人员 | 对测试完成后的程序打LABEL |

续表

| 阶段 | 负责人 | 职责 |
|---|---|---|
| 发布后 | 开发人员 | 将新版本Commit到CVS，打测试LABEL，向测试人员提交申请 |
| | 测试人员 | 对测试完成后的程序打LABEL |
| | 经理及组长 | 对变更做好控制和记录，并发布；将发布后的版本更新至现场，或指定人员进行 |

（6）配置库目录结构。

在明确配置项之后，就可以设计配置库的目录结构了。目录结构涉及的科学与否将直接影响往后的实施工作和系统的使用，因此设计合理的目录结构十分重要。

配置管理库目录结构按照模块划分，在模块下再划分诸如设计文档、代码等目录，一方面便于进行权限的分配，另一方面便于将同一模块的所有内容组织起来进行版本的管理。

表6-6是配置库结构（部分）：

表6-6 配置库结构表

| 第一级 | 第二级 | 第三级 | 第四级 | 说明 |
|---|---|---|---|---|
| M | | | | 管理类文档 |
| | PM | | | 项目管理 |
| | | 0-Init | | 初始阶段 |
| | | | PC | |
| | | | PTR | |
| | | | PN | |
| | | 1-Plan | | 计划阶段 |
| | QA | | | |
| | | 0-PPQAP | | 质量保证计划 |
| P | | | | 项目产品 |
| | 0-Req | | | 需求阶段 |
| | | 0-CRS | | 用户需求 |
| | | 1-SRS | | 需求分析文档 |
| | | 2-RTM | | 需求跟踪矩阵 |
| | 1-Des | | | 设计阶段 |
| | | 0-HLD | | 概要设计 |
| | | 1-DBD | | 数据库设计 |
| | 2-Imp | | | 实现/编码阶段 |
| | | 0-模块1 | | 模块1 |
| | | | 0-COD | 代码 |
| | | | 1-DDS | 详细设计 |
| | | | 2-HLD | 总体设计 |
| | | | 3-UNT | 单元测试 |
| | 3-Test | | | 测试阶段 |
| | | 0-Int | | 集成测试 |

续表

| 第一级 | 第二级 | 第三级 | 第四级 | 说明 |
|---|---|---|---|---|
| | | 1-Syt | | 系统测试 |
| | 4-Man | | | 手册 |
| | 5-Others | | | 其他 |

从这里的配置库结构中可以看到,我们在最上层将配置项分为管理类文档和项目产品;管理类文档中的项目管理部分基本按照初始→计划→执行→收尾四个阶段来划分。项目产品类别中,我们根据需求→设计→实施→测试四个阶段分配目标,在实施阶段,给各个模块分配了代码、详细设计、总体设计以及单元测试四种目标。要明确的是,在第三级中只有一个HLD的目录,而模块下面也有一个HLD的目录,在我们的实践工作中,第三级的HLD目录用于存储系统层级的概要设计文档,而模块下面的HLD目录则用于存储模块层级的概要设计文件。

(7)基线确立与变更。

项目基线分为两类:一类作为里程碑和其他工作依赖的基线,如需求文档、设计文档等;另一类是开发过程中有必要保留的一种状态,如代码过程中某个模块的一个有保留价值的snap shot。这两种不同的基线影响的范围不同,确立和变更方式也不一样。

我们项目的基线更改控制委员会由用户代表、产品总监、项目经理和技术总监等构成,对于已经发布的里程碑型基线的更改都需要先由更新控制委员会确定并让QA完成更改记录,对于任何被更改影响的配置项目均必须进行同步更新后再重新公布;但对于只能以正常工作状态下保存的基线,通常仅要求建立基线的工作小组确认更改或在QA作出记录即可。

(8)配置库维护和备份计划。

配置库维护的备份维护策略包括以下要点:

需要为配备库配备一名专业的管理人员从事维护和备份的工作,为了有效维护数据库,一般采取如下策略:分析每一周的工作内容,降低数据库安全风险;备份每一天配置库的增量内容,每周进行一次数据库的完整备份;每周五生成的完全备份采用双移动硬盘的方式保存,每天的增量备份数据存放在文件服务器上进行备份。

## 二、项目工期保证计划方案

为了保证项目的顺利实施,在维保服务中,应该得到各个相关单位的互相配合与支持。项目实施组织架构如下:

项目组由项目总协调、项目经理、数据采集工程师(多名)、系统开发工程师(多名)、蒙语翻译(1名)、英语翻译(1名)、测试工程师(多名)、数据校验工程师(多名)构成,其中项目总协调负责项目的管理、实施及与客户之间的沟通协调,保证项目的进度和质量,由销售客户经理担任;项目实施人员负责数据库的实施。具体为,项目经理负责项目的工作推进以及研发，产品、数据采集人员的总体协调与安排；数据采集工程师负责项目相关各母子数据库的信息采集清洗录入；系统开发工程师负责项目所涉及系统和数据库平台的开发工作；蒙语翻译负责平台数据库相关文字类信息的汉蒙翻译；英语翻译负责平台数据库相关文字类信息的汉英翻译；测试工程师负责测试平台的业务流程和查询流程等关键流程是否存在断点或BUG，并提交反馈给项目组人员修正；数据校验工程师负责数据校验工作，确定录入数据的准确性。

### 三、中国蒙医药信息化建设基础数据库的测试与验收

（一）项目测试方案

1. 项目测试目的

项目需要组建一支项目测试小组，在系统测试阶段保证系统的安全和质量，该小组需设置一个负责人，全程指挥测试工作，并对最终的测试结果负责。首先，为了保证测试工作能够有序开展，需要进行各项准备工作，工作的重点主要包括以下几个主要方面：

对整个项目情况进行调研与了解，以熟悉整个系统的整体架构和实现功能等相关情况，制订初步的测试计划；确定测试工具的实施方案，对测试工具根据项目的特点进行合理规划。包括根据各个项目子系统的特点，制定相应的缺陷跟踪方案、版本提交计划等。

测试小组需要在负责人的带领下，对整个项目的情况做好深入的调研与分析了解，掌握系统整体架构与功能需求，设计初步的测试方案；选择测试工具，根据项目特点合理规划。例如涉及子系统需求的具有针对性的缺陷跟踪方案和需求测试重点内容等。

测试工作的顺利开展离不开测试小组每个成员的努力，因此在开展测试工作之前，需要对成员进行培训，要求成员熟练掌握测试工具的使用方法、熟悉测试方案、了解系统架构等。

2. 项目测试方法

在开展测试工作之前，需要设计包含测试时间安排、测试准则、测试用例、测试范围、测试目标、测试人员、出错处理流程及处理结果等在内的测试方案。在测试方案中还应该有常见异常情况处理办法，例如数据不合法、数据遗漏等。

为了保证测试的每一个问题都能得到完善的解决，测试小组应该采用循环往复的"测试－改进"测试方法。本项目需要进行的测试有模块测试、功能测试、性能测试、分系统测试、全系统测试、容量测试、压力测试和灾难恢复测试等。

模块测试。每个应用程序模块完成后，应进行模块测试。模块测试的目的在于通过大量、反复的测试，尽可能多地捕获程序编写时编码及应用处理上的错误，并加以改正，使程序编写时的错误在这一测试环节得到控制，并且根据测试结果分析改进突破口进行改进，使由程序员在编码过程中所造成的编译错误都能在这个过程中被发现和解决。

功能测试。功能测试的目的是检测系统功能是否实现。功能测试可细分为独立测试和连续测试两部分。独立测试指将系统中的每一个功能都进行单独的测试。测试小组会对每一个

功能设计一个测试方案,并且进行严格的功能测试。如果测试结果与预期不相符,测试小组会单独对这个功能进行检测修正。如果测试过程遇到了问题,需要由编译人员重新修正代码直至程序正常运行。系统在代码修正后重新测试,反复以上过程,直到每一个功能都能够按照预习运行。

性能测试。系统的性能是一个很重要的参数,本项目所指的系统性能包括系统的效率、响应时间及处理能力。在测试中,为每个应用设置响应时间、处理速度量度,评估系统的最高处理能力,在发现系统的性能不满足要求时,需进行相应措施对系统的性能进行调整。

分系统测试。分系统测试指测试小组针对不同的分系统,设计不同的测试方案,之后按照测试方案对每一个分系统进行测试,最后整理出分析报告与修正意见。最终对每一个分系统作出一个分系统测试报告,主要内容为测试结果、结果分析、建议。分系统的测试报告需要对分系统功能、性能、安全、可靠和扩展等每一方面都有明确的结论和意见。

全系统测试。全系统测试是针对系统总体功能与各分系统连接点的测试,是在完成所有分系统测试工作之后的硬件平台测试。最终由测试小组给出对全系统的测试报告,主要内容为测试结果、结果分析、建议。全系统的测试报告也需要对系统功能、性能、安全、可靠和扩展等每一方面都有明确的结论和意见。

容量测试。为了保证企业在生产过程中实现产出最大化,建议对本项目进行容量测试,以确保不会因为其他项目的生产任务而耽误该项目的生产工期。与此同时,应充分了解生产企业在大批量生产时的软硬件资源使用情况,制定有效的软硬件资源调配方案,通过对容量的测试,得知该系统的承载力,并且结合业务开展的增长率,推算得出系统需要更换相关软硬件的时间,以便用户及时提前应对。

压力测试。压力测试指测试小组模拟一个环境,使该网站在一个极端时间段内被大量访问,由此得出该网站所能承受的访问量范围,并且在测试过程中记录每一种因大量访问而出现的网站问题,例如网页内容丢失或网络崩溃等。测试小组在完成压力测试之后需形成文档,说明如何预防高访问量对网站造成的损害,并且给出相关建议,说明当网站遭遇瞬间压力时如何维护网站的正常运行。

灾难恢复测试。灾难恢复测试指测试小组模拟灾难事故发生情况,通过尽可能多地模拟灾难情况来测试系统的恢复状况。灾难恢复测试可以直接反映系统备份是否精确、完整,以及灾难恢复功能的稳定性和强弱,测试小组通过对比不同的灾难恢复过程所需要的时间数据,从而预估灾难事件发生对用户所带来的影响和忍受度。

3. 项目测试准备

为了帮助用户在不熟悉的环境中依旧能对系统进行正常测试并且得出正确评价,测试小组需要制定测试用例并准备测试过程中所需要的数据。

制定测试用例和数据的准备是费事费时的工作。为了尽快完成该工作,可以从以下几个方面入手:将会反复使用的数据放在固定位置,减少数据位置变动对测试造成的影响;一次完成一个步骤,避免冗余和额外的工作;尽早尽可能完成多个步骤。

　　为了保证每一个业务流程准备测试用例和数据的正确性,在测试计划中应遵循下列过程,并完成以下步骤:确定要测试的业务情况类型;确定每个要求的测试用例;合并所有的测试用例,生成测试大纲;编制测试脚本,包括必要的系统输入信息和期望的输出结果;检查信息,保证每一步的准确性和完整性(即确定业务情况类型、确定测试用例、生成测试大纲和编制测试脚本)。

　　为了有效预防系统中出现的问题,需要建立一个完全独立、便于测试的环境。在开始进行测试之前,根据设计人员在测试方案中所确定的时间点构造一个单独的测试环境。其中所需要准备的工作包括开展各种技术性的活动,如通过建立不同的服务器或者在一台服务器上设置多个数据库的实例,将相应的程序迁移到合适的程序库中;数据准备活动,包括添置数据列表、建立用户的访问权限;建立版本控制程序,保证能够有效控制对系统的更新操作;建立文件控制程序,保证系统文档的修改可以得到有效控制。

　　4. 项目测试流程

　　做好测试前的准备工作后,测试小组就可以进行测试执行了。测试执行旨在发现系统中所有不满足客户要求的问题并且提出改进建议。测试成员在营造的真实测试环境中按照测试方案执行测试步骤。测试结果十分重要,可以被用来检查测试进度,确定是否需要修正,分析系统是否准备就绪。

　　完整的测试流程可以使问题能够被尽早地发现并及时解决,把测试进程和软件问题有效地控制在合理的范围之内。该系统的测试流程严格按照以下标准测试流程执行,从编码完成开始对后续的几个测试阶段做一些规范和约束,使测试工作能够规范有序地进行,有效发现软件错误、缩短测试时间,提高测试质量和效率。测试流程如图6-8所示。

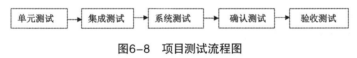

**图6-8　项目测试流程图**

　　(1)单元测试。软件设计的最小单位是模块,单元测试的主要目的是发现模块中的实际功能与定义该模块的功能说明不符合的情况,验证输入流和输出流的关系,以及编码的错误,确保模块被正确地编码。

　　单元测试的测试策略:由于模块规模小、功能单一、逻辑简单,程序员可通过模块说明书和源程序,清楚地了解该模块的I/O条件和模块的逻辑结构,采用结构测试(白盒法)的用例,尽可能达到彻底测试,然后辅之以功能测试(黑盒法)的用例,使之对任何合理和不合理的输入都能鉴别和响应。

　　单元测试的测试内容:模块接口测试,测试数据能否正确流入、流出模块;模块局部数据结构测试,检测有无设置初始值、数据类型、变量申明、上溢、下溢和地址异常等局部数据,以保证临时存储在模块内的数据在程序执行过程中完整、正确;模块边界条件测试,采用边界值分析技术,针对边界值及其左、右设计测试用例,检测程序在边界值处理上的错误;模块中所有独立执行通路测试,对程序每一条独立执行路径进行测试,保证模块中每条语句至少执行一次,以发现因错误计算、不正确的比较和不适当的控制流造成的错误;模块的各条错误处理通路测试,检测程序是否能预见各种出错条件,对各种出错情况是否预设各种出错处理通路;功能测试,执行系统应用程序中的功能(黑盒测试),检查能否实现需求中描述的各项规定与约束。

单元测试的实施步骤:完成模块编码和编译工作后,根据该模块功能需求、逻辑结构及程序通路,编写测试计划、用例或测试程序;程序员对自己的程序进行细致的审查,可以使用自动测试工具辅助进行代码测试,发现程序潜在错误及时修改;完成代码自检后,将单元代码在项目组各程序员之间进行交互审查,发现问题及时修改;测试工程师对模块各项功能按功能需求和特性要求进行逐项测试,并记录测试结果;程序员对程序错误完成修改后,及时进行回归测试(regression testing)、选择性重新测试,目的是检测系统或系统部件在修改时所引起的故障,用以验证上述修改未引起不希望的有害效果,或证明修改后的系统或系统部件仍满足规定的需求;各模块需要在本阶段优先解决的所有已发现问题全部测试通过则宣告单元测试结束;提交单元测试记录或报告,准备集成测试。

单元测试的具体要求:程序员完成编码和编译工作后对自己的代码进行审查和测试,及时修改源代码中存在的错误,对程序各通路或接口及边界值的测试结果尽可能做好记录。

程序员应对源代码进行交换审查测试,发现那些程序员自己无法检测到的程序语法或逻辑错误。如需要测试工程师参加则测试工程师需对照该模块的功能需求、结构设计、逻辑关系及特性要求进行逐项测试,尽可能考虑程序所有可能的逻辑处理及输出结果。对于测试用例事先设计,从模块的需求规范、系统逻辑结构设计、代码通路几个方面考虑,测试数据最好能有正常数据、边缘数据和错误数据,使单元测试的代码覆盖率达到最大。对需要在本阶段优先解决的问题在完成单元测试前全部解决。

单元测试的退出标准:程序自检完成,完成对测试需求中各测试的检测,并标注结果;程序交互测试完成,交互测试问题得到解决;功能测试完成,已符合需求及设计的要求,发现的问题已解决并进行过回归测试;已发现需要在本阶段优先解决的问题已全部解决。

单元测试的交付成果:提交单元测试记录(或报告)。

(2)集成测试。集成测试将各种模块按照设计需求重新组装起来,并由测试小组在同时段对其进行测试,以及时地找出与接口相关的问题。如系统数据在穿越接口过程中丢失,很有可能对两个模块造成不同程度的损害;子功能的逻辑组合无法产生人们所期望的主要功能;存在个别看上去是完全可以被接受的数据偏离,但是最终误差可能会积累到不能接受的程度;全程数据架构中可能存在错误等。

集成测试的进入条件:已经完成单元测试;软件单元已经置于软件配置管理之下。

集成测试的测试策略:采用自顶向下与自底向上两种方式相结合的方式,可通过程序内部执行调用代码测试,也可通过外部接口功能测试。对于自顶向下方式,从主控模块开始,按照控制层次结构,以深度优先或广度优先的策略,检查是否有下层模块没有被调用及接口是否正确；自底向上方式是从最基本的模块开始，录入数据然后到上层模块调用，检查是否被上层模块调用、接口是否正确。

集成测试的测试内容：软件单元之间的接口测试，检测程序代码内部是否有接口调用程序、并执行程序通路，检查调用结果；全局数据结构测试，检测集成各模块对全局数据（变量）的调用是否正确；功能测试，执行应用程序中调用接口模块的功能，检测调用结果是否正确。

集成测试的实施步骤：在进行产品详细设计或单元测试结束时完成集成测试计划和设计；建立集成测试环境，指定集成测试人员；执行集成测试用例，并记录测试结果；反馈并修改由于程序集成产生的问题，然后进行回归测试；确认集成测试产生的问题已全部解决则宣布集成测试结束；提交集成测试记录或报告，制作安装程序准备进入系统测试。

集成测试具体要求：程序员必须认真检查并执行内部代码，检测各接口程序代码是否被准确地调用，尽量使检测覆盖各单元调用所设计的全部代码；对接口功能的测试要全面，充分考虑接口模块的各种情况及模块之间的逻辑关系，使测试覆盖各接口程序的所有执行通路；对集成测试产生的问题应及时记录；对接口程序所产生的问题必须在集成测试结束之前全部解决。

集成测试的退出标准：各接口程序内部代码检测完成，并标注各项测试结果；接口功能测试完成，软件单元无错误连接，接口问题已得到解决；接口程序的处理、调用和控制满足需求和设计中的各项功能、性能要求；在集成测试中发现的错误已记录，并得到修改且通过了测试；确认本次测试达到了相关的覆盖率的要求。

集成测试交付成果：提交集成测试记录或报告。

（3）系统测试。查找被测试的系统在理想的使用环境下整个操作过程中所有或特定的行为、功能和响应中的错误，由若干个不同测试组成，目的是充分运行系统、验证系统各部件是否能正常工作并完成所赋予的任务。

系统测试的适用对象：已完成集成测试的系统

系统测试的进入条件：系统已完成集成测试，程序加入测试版字样并标明内部测试版本号；系统可以通过系统部制作的安装盘进行安装（包括后台数据库）；提交审核通过的软件需求说明、设计说明书、测试用例。

系统测试的策略：着重对产品整体或特殊项性能指标进行测试，在产品的负载、可靠性、界面可操作性、可扩展性、安全性、易用性等几个方面对产品进行测试，检测系统能否稳定、可靠、有效的运行。

系统测试的测试内容：测试该系统是否达到了系统需求和功能规格说明中的要求，一般需要进行以下几方面的测试。

第一，性能测试。对软件的输入和输出结果、显示结果、打印结果等进行测试，检验软件是否存在对数据精度、数据格式类型、数据长度、数据容量、负载、强度、传输连接的最长时限、传输的错误率、计算的精度、记录的精度、响应的时限和恢复时限等进行的测试。

第二，外部接口测试。检查系统与相关软件的接口问题，如系统系列产品的接口与数据传递、行业标准数据引出引入、其他数据库或文档格式数据引入引出等。

第三，人机界面测试。对系统操作界面的友好性、交互性、可操作性、易用性和一致性进行测试。

第四，强度测试。检查程序对异常情况的抵抗能力，迫使系统在异常的资源配置下运行。例如，当中断的正常频率为每秒一至两个时，运行每秒产生十个中断的测试用例；定量增长数据的输入率，检查输入子功能的反应能力；运行需要最大存储空间（或其他资源）的测试用例；运行可能导致虚存操作系统崩溃或磁盘数据剧烈抖动的测试用例，等等。

第五，可靠性测试。检测软件在特定的时间和条件下，维持其性能水平的能力，如非法键容错测试、异常数据容错测试、程序负作用检查、残留文件检查、错误是否导致系统异常退出、数据备份与恢复手段、输入数据有效性检查、异常情况的影响、错误提示的准确性、网络故障对系统的影响。

第六，安全性测试。检查系统对非法侵入的防范能力。安全测试期间，测试人员假扮非法入侵者，采用各种办法试图突破防线。例如，想方设法截取或破译口令；专门定做软件破坏系统的保护机制；故意导致系统失败，企图趁恢复之机非法进入；试图通过浏览非保密数据，推导所需信息，等等。理论上讲，只要有足够的时间和资源，没有不可进入的系统，因此系统安全设计的准则是使非法侵入的代价超过被保护信息的价值，使非法侵入者无利可图。

第七，恢复测试。恢复测试主要检查系统的容错能力，即当系统出错时，能否在指定时间间隔内修正错误并重新启动系统。恢复测试首先要采用各种办法强迫系统失败，然后验证系统是否能尽快恢复。对于自动恢复需重新初始化、检查点、数据恢复和重新启动（restart）等机制的正确性，对于人工干预的恢复系统，还需估测平均修复时间，确定其是否在可接受的范围内。

第八，安装/卸载测试。对软件的安装卸载进行系统测试。

系统测试的实施步骤：在需求分析和设计阶段开始准备测试计划，由项目经理或测试负责人编写，在测试开始前组织相关人员进行审核。接下来构建系统测试环境，完成测试设计和开发，准备测试用例或数据。再按照测试设计执行系统测试用例，对软件各项性能指标进行系统测试，并且详细记录测试结果，填写产品（或项目）测试记录表。在系统测试期间测试工程师将每日测试结果传递给项目负责人（或指定程序员），使程序员能够及早地修改软件错误，缩短由统一提交而延长的修改时间。在系统测试初测的最后一批测试结果传递给项目负责人（或指定程序员）时，由测试负责人、项目经理及相关质量人员举行一个碰头会，对本阶段所有问题作出分析和共同确认需要在本阶段解决的问题，排除测试错误（误解、误操作等非程序错误），一方面利于项目组集中解决软件问题，另一方面减少以后由于测试工程师和程序员不一致而反复的时间，提高软件问题修改和测试效率。在本阶段所需解决软件问题全部修改完成并经过程序员自测后，提交新的版本，进行回归测试。本阶段发现的问题全部解决并通过测试后宣告系统测试结束。提交系统测试记录和报告，准备验收测试。

系统测试的具体要求：①由项目负责人决定具体进行哪些方面的测试；②编写正式的测

试计划和测试用例，在执行测试计划前由项目经理及相关质量人员审核批准后才可执行；③在系统测试开始前开发组提供相应的需求、设计及相关文档；④系统测试提交程序标注测试版字样，并做内部测试版本号，以便查找软件问题、控制测试进程与秩序、评价产品修改和测试效率；⑤以系统测试初测的最后一批测试结果传递给项目负责人为一个阶段，以后每完成一次回归测试为一个阶段，对于程序要严格按阶段定期提交，每提交一次须升级内部版本号；⑥在每个阶段交接时需填写问题交接表，对测试、确认和修改软件问题做一个统计，标注交接日期，并由相关人员签字；⑦在某一阶段内不能随时更新程序可执行文件或脚本，对于严重影响软件使用操作、导致系统测试无法进行下去的问题，由项目经理在一天内协调解决；⑧对测试过程中发现的问题，测试工程师认真填写测试记录表，说明错误的出处、现象和操作步骤，语言要求简洁明了，使程序员能对描述的问题一目了然，对于软件测试记录应该说明类型、严重程度和优先解决级，程序员在解决问题后应标明解决日期，对未解决的问题在备注中说明原因。

系统测试的退出标准：完成系统测试计划中的各项测试内容，执行了计划中的全部用例；在系统测试过程中发现的错误已完整记录，并得到修改且通过了测试（解决不了的已经由项目经理和相关质量人员确认并签字）。超出新修订版本约定日期半个月仍未提交的产品或项目，不填写合格报告；经项目经理及相关质量人员确定不需要再进行该阶段的测试的产品，不填写合格报告；对完整经过该阶段测试的产品已提交系统测试报告。

系统测试的交付成果：提交系统测试记录或报告。

（4）验收测试。按照规格说明书的规定，模拟用户实际操作，根据用户业务特点设计测试用例，使用用户界面输入测试数据，并分析测试的输出结果和测试过程，用以检测系统能否像预定要求那样工作，必要时还可以通过现场测试或平行运行等方法对目标系统进一步测试检验。

验收测试的适用对象：已完成系统测试的系统。

验收测试的进入条件：系统已完成系统测试，系统可以通过安装盘进行安装（包括后台数据库），该系统可以运行在真实或仿真的环境下，提交审核通过的软件需求说明、设计说明书、测试用例。

验收测试的测试策略：从用户的角度考虑测试用例的设计，测试数据和业务处理尽量贴近用户真实情况，模仿用户习惯性操作，检测系统对客户需求的符合程度。

验收测试的测试内容：测试分为三个阶段，第一个阶段完成对功能完整、正确性的测试；第二个阶段进行数据准确性测试；第三个阶段进行帮助和打印测试，完成对软件已解决错误的确认审核性复查（防止已解决错误的重复出现），同时要对软件的性能进行测试。

验收功能测试：模仿用户对系统功能的使用和操作，检测系统功能对用户需求的符合程度，测试软件各菜单项、功能按钮、功能模块、快捷键等是否能够执行而不出系统错误。

表6-7　本系统验收测试项目

| 测试项目 | 描述 | 测试标准 | 通过否 | 测试工程师 |
|---|---|---|---|---|
| 基础资料 | | 能实现概要设计描述的产品属性<br>支持概要描述或使用手册描述的各项操作<br>执行结果正确没有出错<br>发现问题已得到解决 | | |
| 主窗口菜单项及快捷方式 | 运行这些项目，测试其是否可以执行 | （1）主菜单中各功能模块是否能够顺利进入，进入时不出现因错误而导致该模块无法使用或导致系统关闭的现象<br>（2）主菜单中各功能模块的快捷键是否可用，且使用后不出现因错误而导致该模块无法使用或导致系统关闭的现象 | | |
| 编辑窗口功能按钮及快捷方式 | 运行这些项目，测试其是否可以执行 | （1）各编辑窗口（输入输出窗口）中的功能按钮（包括各级子窗口及编程工具自带按钮）、控制键是否能够执行而不出错误<br>（2）各编辑窗口（输入输出窗口）中的快捷键是否能够执行而不出错误 | | |
| 辅助查询功能 | 运行锁定、滚动条等功能，检测其是否能执行 | 输入输出表格中的列表锁定、分界栏、滚动条是否能够正确完成其设计功能而不出错误 | | |
| 窗口切换 | 打开多个窗口并进行切换 | 各编辑窗口是否能够正确切换而不出错误 | | |

验收测试的业务数据：应用仿真数据检测系统对业务数据的输入、处理、控制与输出，检测系统对客户业务数据处理的满足程度。

验收测试的数据准确性测试如表6-8所示。

表6-8　本系统数据准确性测试

| 测试项目 | 描述 | 测试标准 | 通过/未通过 |
|---|---|---|---|
| 数据的输入、输出、运算 | 数据正确 | 数据正确 | |
| 精度测试 | 在小数位数在2、4、6、8、10等情况下，数据是否正确 | 数据正确 | |
| 读/写/删除操作 | 有写/删除操作的程序，写/删除操作的结果是否正确，测试时应手工打开数据库表，以检查写/删除的效果 | （1）能实现概要设计描述的各项操作<br>（2）各项操作，未出现报错信息<br>（3）数据编辑窗口与数据浏览窗口数据能及时刷新并保持一致<br>（4）对非法输入、修改、删除有正确的控制<br>（5）增删修改的操作及时更新现有记录<br>（6）发现问题已得到解决 | |

续表

| 测试项目 | 描述 | 测试标准 | 通过/未通过 |
|---|---|---|---|
| 报表查询 | 检查在各种选择项的合理组合下所产生的结果,对照数据库中的数据是否正确 | (1)能实现概要设计描述的各项操作<br>(2)各项操作没有非系统给出,未出现报错信息<br>(3)报表中是否缺少《需求说明》中所述的必要输入、输出项<br>(4)选择、过滤、条件、筛选等窗口中,定位、查找、选中项目、输入格式、长度、执行结果等是否正确<br>(5)发现问题已得到解决 | |
| 打印及其他格式输出 | 检测单页、多页情况下输出结果的正确性 | (1)能实现概要设计描述的各项操作<br>(2)输出结果符合设计要求<br>(3)各项操作没有非系统给出,未出现报错信息<br>(4)发现问题已得到解决 | |
| 功能执行及运算处理 | 执行系统各项功能,检测其是否与需求一致 | (1)参数传递是否正确<br>(2)没有出现除零溢出错误<br>(3)主菜单中的菜单项或快捷键执行后调用功能模块正确<br>(4)各编辑窗口、输入输出窗口中,各个功能键、控制键、快捷键的执行结果与《需求说明》或《软件使用手册》中所述相符<br>(5)不存在违反会计原则的原则性错误<br>(6)未出现使用了未定义变量的现象<br>(7)卡片、单据、凭证、账簿、报表等的计算方法或计算结果正确(如小计、合计等) | |
| 窗口显示 | 查看窗口显示项目是否与需求一致 | (1)列表结构树显示区与列表区的对应关系一致<br>(2)信息提示窗口的内容是否正确,没有出现非法输出(例如出现程序编写过程中的调试窗口)<br>(3)卡片、单据、凭证、账簿、报表中具备《需求说明》中所述的必要输入、输出项<br>(4)在当前状态下应隐藏或置灰的菜单项、功能按钮被正确隐藏或置灰 | |
| 数量金额 | 对显示长度及小数位数的测试 | 长度及小数位数能满足实际工作的需要 | |
| 词汇、术语 | 测试系统中显示的专业术语及说明是否准确 | 所用专业术语及其解释准确一致,没有歧义 | |
| 提示信息 | 对系统各项提示的可理解性、准确性进行测试 | 信息提示窗口的内容是否准确而不会产生歧义,不会误导使用者的操作 | |

续表

| 测试项目 | 描述 | 测试标准 | 通过/未通过 |
|---|---|---|---|
| 处理过程显示 | 对进度状态及相关显示进行测试 | 窗口、窗口内文字、过程进度显示器（如重建索引时的进度显示器）是否超界 | |
| 边界测试 | | | |
| 最小或最大值 | 检测各项性能的最大、最小指标是否能实现，边界值是否控制最大、最小值，参考概要设计 | 产品能实现概要设计描述的最大、最小值，对于超界值能够有效控制 | |
| 键的长度 | 检测概要设计中描述的键值在软件程序是否实现 | 对于需求，有描述的符合其描述，没有描述的只做评价、不控制 | |

验收测试的相关性测试：对不同系列产品之间的数据交换按《需求说明》的要求进行测试；对同一系列产品的继承性（数据升级）进行测试，如表6-9所示。

表6-9 本系统继承性测试

| 测试项目 | 描述 | 测试标准 | 通过/未通过 |
|---|---|---|---|
| 横向测试 | 不同的数据交换 | 能够正确连接数据且传递正确无误 | |
| 关联控制 | | | |
| 扩展测试 | 与其他软件的数据接口测试 | 能实现与外部软件数据的正确传递 | |
| 纵向测试 | 数据升级测试 | （1）能实现同一产品由低版本向高版本的数据升级<br>（2）升级后的数据正确无误 | |

验收测试的交互性测试：测试软件是否易用，是否符合日常使用习惯，如表6-10所示。

表6-10 本系统交互性测试

| 测试项目 | 描述 | 测试标准 | 通过/未通过 |
|---|---|---|---|
| 提示信息 | 测试对于一些可能导致错误的操作能否给予提示 | 提示信息清晰简明 | |
| 记录定位 | 测试对于录入或查询时能否实现对记录的快速定位 | 光标能正确显示、隐藏以及自动定位 | |
| 帮助信息 | 测试对于各项功能和操作能否提供及时帮助 | 系统帮助信息（F1）及引导输入（F2）完备且灵敏 | |
| 输入方式 | 对键盘、鼠标、智能引导或其他输入设备支持的测试 | 输入方式是否多样化且符合操作习惯 | |
| 窗口调用及切换 | 测试在某一窗口能否实现对相关模块窗口的调用和数据查询 | 没有出现异常错误提示，调用的窗口准确无误 | |

验收测试的完整性测试：根据《需求说明》对软件系统的完整性进行测试，检查系统是

否缺乏重要组成部分，模块是否完全以及模块是否能够完全实现其功能，如表6-11所示。

表6-11　本系统完整性测试

| 测试项目 | 描述 | 测试标准 | 通过/未通过 |
|---|---|---|---|
| 主窗口菜单项 | 测试主窗口菜单项及快捷方式是否齐全 | 主菜单中含有《需求说明》中所述的全部菜单项<br>主菜单的各菜单项中含有《需求说明》中所述的必要快捷键 | |
| 编辑窗口菜单项 | 测试各编辑窗口菜单项及快捷方式是否齐全 | 各编辑窗口菜单栏中含有《需求说明》中所述的必要编辑、执行具体操作等功能的菜单项 | |
| 功能按钮 | 测试功能按钮是否具备 | 各编辑窗口菜单栏中含有《需求说明》中所述的必要功能按钮<br>各编辑窗口功能按钮具备《需求说明》所述的必要快捷键 | |
| 运算处理 | 测试各分支条件的考虑是否有明显缺陷 | 分支条件的考虑没有明显缺陷 | |
| 完整性 | | | |
| 约束 | 以主从表的形式存在的数据形式 | 如果一个地方有，则另一个地方也有，否则都没有。数据完整、保持一致 | |

验收测试的文档测试：包括联机帮助和使用手册，检测文档描述是否存在与系统不一致的地方。

验收测试的性能测试：用来测试软件各项功能在特定条件下的响应时间及事务处理速率，保证软件处理时间在需求规定的时间内完成，显现其快速和高效的性能（环境）。

表6-12　本系统高效性测试

| 测试项目 | 描述 | 测试标准 | 通过 |
|---|---|---|---|
| 负载测试 | 使测试对象承担不同的工作量，评测和评估测试对象在不同工作量条件下的性能行为、持续正常运行的能力，以及其性能特征，例如响应时间、事务处理速率和其他与时间相关的方面 | | |
| 容量测试 | 使测试对象处理大量的数据，以确定是否达到了使软件发生故障的极限，确定测试对象在给定时间内能够持续处理的最大负载或工作量 | | |
| 强度测试 | 检测因资源不足或资源争用而导致的错误，核实测试对象是否能够在服务器上几乎没有或根本没有可用的内存、连接或模拟最大实际（实际允许）数量的客户机、多个用户对相同数据或账户执行相同事务及最繁重事务量或最差事务组合等强度条件下正常运行，是否会出现错误 | | |
| 效率测试 | | | |
| 单用户（机型） | | | |

续表

| 测试项目 | 描述 | 测试标准 | 通过 |
|---|---|---|---|
| 输入画面效率测试 | 逐项测试每一项操作,特别是读/写、翻页、滚屏等操作,记录延迟最长的操作及时间 | 需求中所述的已有需求或概要设计、测试类型要求为标准没有的,要求保证其不出错误,其他记录只作为评价依据,不做控制 | |
| 延迟时间 | | | |
| 报表及查询效率测试 | 分别选择最小范围(非空)的数据及最大范围(根据实际情况定)的数据,记下机器型号及产生结果所花的时间 | | |
| 最小报表时间 | | | |
| 最大报表时间 | | | |
| 多用户测试 | | | |
| 输入画面效率测试 | | | |
| 延迟时间 | | | |
| 报表及查询 | | | |
| 效率测试 | | | |
| 最小报表时间 | | | |
| 最大报表时间 | | | |
| 运算处理时间 | | | |

验收测试的实施步骤:①在需求分析和设计阶段开始准备测试计划,可由项目经理或测试负责人编写,在测试开始前组织相关人员进行审核;②构建验收测试环境,完成测试设计和开发,准备测试用例或数据;③按照测试设计执行验收测试用例,对软件各项性能指标进行验收测试,并且详细记录测试结果,填写产品(或项目)测试记录表;④在验收测试期间,测试工程师将每日测试结果传递给项目负责人(或指定程序员),使程序员能够及早地修改软件错误,缩短因统一提交而延长的修改时间;⑤将验收测试初测的最后一批测试结果传递给项目负责人(或指定程序员)时,由测试负责人、项目经理及相关质量人员举行一个碰头会,对本阶段所有问题做以分析和共同确认需要在本阶段解决的问题,排除测试错误(误解、误操作等非程序错误),一方面利于项目组集中解决软件问题,另一方面减少以后由于测试工程师和程序员不一致而反复的时间,提高软件问题修改和测试效率;⑥在本阶段所需解决的软件问题全部修改完成并经过程序员自测后,提交新的版本,进行回归测试;⑦本阶段发现的问题全部解决并通过测试后宣告验收测试结束;⑧提交验收测试记录和报告。

验收测试的具体要求:①编写正式的测试计划和测试用例,在执行测试计划之前由项目经理及相关质量人员审核批准执行;②在验收测试开始前开发组提供相应的需求、设计及相关文档;③验收测试提交程序标注测试版字样、并做内部测试版本号,以便查找软件问题、控制测试进程与秩序、评价产品修改和测试效率；④以验收测试初测的最后一批测试结果传递给项目负责人为一个阶段，以后每完成一次回归测试为一个阶段，对于程序更新严格按阶段定期提交，每提交一次须升级内部版本号；⑤在每个阶段交接时需填写问题交接表，对测试、确认和修改软件问题做一个统计，标注交接日期，并由相关人员签字；⑥在某一阶段内不能随时更新程序可执行文件或脚本，对于严重影响软件使用操作、导致验收测试无法进行下去的问题，由项目经理在一天内协调解决，每次更新算一次版本升级；⑦验收测试过程中对用户手册（此处主要是联机帮助）进行评价，找出用户手册与实际操作结果的差异；⑧对测试过程中的发现的问题，测试工程师认真填写测试记录表，说明错误的出处、现象和操作步骤，语言要求简洁明了，使程序员能对描述的问题一目了然，对于软件测试记录应该说明类型、严重程度和优先解决级，程序员在解决问题后标明解决日期，对未解决的问题在备注中说明原因。

验收测试的退出标准：完成验收测试计划中的各项测试内容，执行了计划中的全部用例；验收测试过程中发现的错误已完整记录，并得到修改且通过了测试（未解决的已由项目经理和相关质量人员确认并签字）。超出新修订版本约定日期半个月仍未提交的产品或项目，不填写合格报告；经项目经理及相关质量人员确定不需要再进行该阶段测试的产品，不填写合格报告；对完整经过该阶段测试的产品已提交验收测试报告。

验收测试的交付成果：提交验收测试记录或报告。

（5）测试过程中的规定。分为对测试状态的分类和对软件问题分类、软件测试中错误严重程度划分、优先级划分。

第一，对测试状态的分类。测试通过：该模块经过测试，符合本次测试要求，并填写合格报告；测试未通过：该模块经过测试，但不符合本次测试要求，或者中途由于特殊情况退出测试，未填写合格报告。

第二，对软件问题分类。为了便于查找、修改和分析软件，对软件问题进行归类和划分，大致分为五类：①界面错误，系统各操作窗口界面中出现的错误，如标题错误、按钮图标或顺序不一致、快捷不一致、窗口位置、窗口字体字号、错别字、提示信息不准确、字段靠左靠右等都归于此类；②功能错误，在执行某一功能时所出现的各种程序非法提示都归于此类；③数据错误，包括系统输出数据的计算错误、精度不够、千分位格式等；④文档错误，帮助文档不完整、描述错误归于此类；⑤业务不符，程序没有考虑但实际业务中客观存在或国家与地方法律、法规及条例中有明确规定的事务处理、名词引用等归于此类。

第三，对软件测试中错误的严重程度划分。分为四类，并做如下规定。

一般：指不影响程序正常使用但给操作或理解带来不便的错误，如界面拼写错误、用户使用不方便、快捷方式错误、提示信息不准确、窗口位置偏差、帮助文字描述错误等。

严重：指导致系统性能或响应时间变慢、产生错误的中间结果但不影响最终结果的错误，如给出错误提示但仍能显示正确结果、显示不正确但输出正确、缺少或多余报表查询选项、异常数据或事务导致的程序非常规错误处理与提示、帮助内容短缺或多余或错误描述。

死机:指导致系统出现崩溃、挂起、无响应等情况的错误。

致命:指使系统不稳定、破坏数据、产生错误结果,而且是常规操作中经常发生或非常规操作中不可避免的错误,如模块不能进入,正常数据不能录入和处理,数据逻辑关系或计算错误,统计、汇总、打印等功能失败。

第四,优先级划分。对于错误的优先级,根据问题的严重程度和各测试阶段的测试重点将其分级并逐级解决。

紧急:导致系统崩溃、死机、致命等,或影响测试进度导致不能完成本阶段任务的错误,对这类错误在本阶段内部测试版本升级时解决。

一般:不影响软件使用,但对软件使用的便捷性、理解性等产生影响的软件错误或功能缺陷。

(二)项目验收方案

1. 系统验收

如果项目没有硬件采购,因此只进行系统整理验收即可。整体系统验收工作程序:

(1)验收前的准备。根据合同中的验收准则检查所有软硬件项及其平台系统配置是否完整,做好验收准备。

(2)验收实施。根据合同要求或双方协商结果,确定验收时间、验收准则、软/硬件环境等,以及双方职责。

(3)验收测试。测试项目可根据用户要求,包括下面几项:环境测试,可靠性测试,维护性测试,功能测试,稳定性测试,性能测试。

(4)编写验收报告。测试计划与测试报告格式及内容按照投标方相关规定及用户方要求执行。说明:由用户方自行安装的软件,投标方不参与其验收过程。

(5)问题处理。在验收(测试)过程中发现的问题根据合同规定来处理。如果合同中没有规定,应指明问题类型和责任归属,由公司技术支撑部与客户项目组协商解决。

2. 验收方式

验收工作包括以下几个方面:

(1)验收方案的设计。验收方案由项目组在总体方案设计和项目实施方案设计方面制定,必须得到双方的认可。

(2)项目验收测试。双方在项目实施的项目测试验收阶段,要严格按照测试验收方案进行整体测试和验收工作,包括编制测试验收方案、进行测试和验收以及提交测试和验收报告等。

(3)提交测试验收报告。项目测试和验收完成后,编制项目测试验收报告,提交双方审核。

3. 验收环境

整个验收工作需根据系统运行的实际环境,对环境进行详细描述,包括以下几个方面。

硬件环境。指整个系统运行的硬件环境配置情况,包括服务器端和客户端两方面,服务器端主要指应用服务器和数据库服务器的硬件配置情况,客户端主要指客户实际运行的客户机的硬件配置情况。

软件环境。指整个系统运行的软件环境配置情况,包括服务器端和客户端两方面。服务器端主要指应用服务器和数据库服务器的软件配置情况,客户端包括操作系统、浏览器版本等硬件配置内容。

数据环境。指整个系统服务器端的数据情况,包括(但不限于)系统目前的数据情况、标准数据配置情况等。

网络环境。指整个系统的网络配置情况。

安全环境。指整个系统的安全系统配置情况以及安全策略。

4. 验收文档

由于系统集成有别于提供一个产品,因此对于系统集成项目的验收也不同于产品的验收。产品的验收主要是针对产品本身进行的,而系统集成的验收不能仅仅针对最后集成的结果进行测试,而应当对整个项目全过程验收。这个全过程的核心是整个项目全过程所产生的文档,并且文档必须真实地反映实际工程状态。

文档的验收,不能在项目验收时统一地由集成商移交给用户单位,而应当根据项目实施的不同阶段分批移交。在项目准备阶段需要制订一个文档移交计划,在规定的时间里移交事先规定了格式、内容的文档。

根据实际情况,系统集成商向用户单位移交的文档可能有所差异,但至少应当包括如表6-13所示文档。

表6-13　本系统阶段文档

| 阶段类别 | 文档情况列表 | 备注 |
|---|---|---|
| 投标阶段 | 《商务部分应答》《技术部分应答》《工程设计方案》《系统集成方案》《技术支持与服务方案》《培训方案》《验收办法》《技术规格响应》 | |
| 准备阶段 | 《实施计划》《项目工程规范》《工程设计方案》《系统验收计划》《测试方案》《设备技术验收报告》《设备验收书》《培训计划》 | |
| 实施阶段 | 《培训教材》《培训总结》《设备分配及序列号情况表》《安装调试手册》《安装调试记录》《安装调试工作总结》《测试报告》 | |
| 系统试运行阶段 | 《系统操作手册》《系统维护手册》《系统维护记录》 | |
| 系统验收阶段 | 《系统验收报告》《验收工作总结》 | |

其他将按要求提供《进度实施计划》《项目实施方案》《项目进度报告》《系统需求分析》《系统需求规格说明书》《系统集成与开发详细设计》《应用程序设计说明书》《数据库详细设计说明书》《应用系统集成实施说明》《系统源代码》等文档。

# 第七章　中国蒙医药信息化产业化及发展前景研究

在未来的经济发展中, 信息化是一种必然的趋势, 如果能够在竞争激烈的经济市场中建立某一个行业的信息系统, 就有增加企业的竞争力度的可能。目前, 医药领域行业信息化建设在现代社会中也是十分必要的, 这将使医药企业更加接近现代化的目标, 适应现代化的经济市场, 增强其自身的竞争能力。

## 一、中国蒙医药信息化产业化的现状

信息化建设是当今中医科学、经济和人文社会科学发展的重大发展趋势, 中国自20世纪80年代中期开始, 以推进国家重点中医临床科研技术信息库体系建立工作为主要核心的国家中医科研信息化体系建设工程逐步启动, 但蒙医药信息化工程起步较晚。目前, 蒙医药行业现代化过程主要涉及蒙医药的研究发展、蒙医药栽培(养殖)、蒙药品制造与蒙医药营销现代化四个方面内容, 相当于蒙医药行业已经经过了向农业社会、工业社会和信息社会发展转变的三次过程。从总体上看, 当前蒙医药产业的生产信息化程度还不高, 内蒙古自治区内的不少地市、盟、旗的蒙医药产业的生产管理水平仍处在较低程度, 由此可见, 当前距离蒙医药产业信息化尚有很长的一段距离。

蒙医药科研、生产信息化。蒙医药教学已从过去的中专教育发展到现在以内蒙古民族大学、内蒙古医科大学等为代表的蒙医药本科、硕士、博士、留学生教育; 生产也已经从简单的蒙医药作坊生产方式发展成现代蒙医药生产企业, 这种现代蒙医药生产企业以内蒙古蒙药股份有限公司等为代表, 能生产各种基本常用剂型的蒙药; 科研更是遍布蒙医药教学、医疗、生产企业, 已具相当强的蒙医药研究能力。但是我们必须清醒认识到, 在当前网络化的环境及经济全球化的趋势下, 蒙医药科研与生产也必须实行信息化产业化, 以发展和提高蒙医药企业的管理水平、技术创新能力, 同时增强蒙医药企业的综合竞争实力。减少低水平重复生产的有力杠杆包括实施蒙医药科研、生产信息化和加大蒙药新药产品审批的宏观调控等手段。目前在内蒙古自治区的医药市场上, 同一个蒙药品种由多家企业研发和生产, 造成这种情形的原因往往是研发和生产信息传递不畅所致。因此, 以政府、蒙医药企业为主导的相关主体, 必须加大蒙药科研、生产信息化平台建设力度, 这种做法必然会对蒙医药企业在吸收先进制药技术、减少重复研发与生产所致资源浪费方面有重大意义。纵观全球现状, 日本、德国、美国等发达国家, 之所以在医疗信息化、现代化方面远远走在我国之前, 并且在药品、医疗技术方面的研究领域更为深度广阔, 和上述发达国家掌握的前沿计算机技术、准确获取药品市场情报是分不开的。所以我国的蒙医药公司既然希望进入世界医药信息化行业前列，同时为了保持民族传统医药的优势地位，就应该参与蒙药产业化信息化发展的建设，以随时获取最可靠的相关资讯，提升企业的信息化管理水平。

蒙药药材种植信息化。蒙药药材种植与第一产业——农业紧密结合在一起。在内蒙古当地，蒙药药材种植（养殖）甚至成为增加自治区农牧民收入、助力农牧民脱贫致富奔小康的有效途径之一。现阶段内蒙古自治区内，蒙药药材种植（养殖）与传统农业生产处于两元化的经济结构之中。为了保护蒙药药材种植（养殖）农户的经济利益和蒙医药产业发展，增加蒙药药材种植方面的信息化建设是十分必要的。除要适应国内市场需求以外，未来蒙药药材出口国外的市场贸易量也会随之扩大，这也是与国外中药材市场相接轨的必然要求与选择，在这过程中蒙药信息化产业化服务也必不可少。但随着蒙医药产业工业化与信息化程度的提高，实现蒙药药材种植（养殖）规模化、产业化与信息化，是自治区人民政府有关部门需要认真思考与正视的重大问题。

蒙医药销售信息化。在党和政府大力提倡运用现代化信息技术进行药品集中招标采购等政策的指引下，蒙医的销售信息化取得了一些进展，蒙医药销售也从过去仅自治区区域内销售发展至全国各地，蒙医药的使用对象也已从过去仅蒙古族及周边人群发展至全国各族人民。但由于蒙药药材目前只有少部分纳入国家规定的药品招标采购范畴，所以信息化发展较为迟缓。

蒙医药文化宣传信息化。蒙医学若要被国内、国际普遍认可，除要拥有现代化的设备设施、先进生产技术和对蒙医学理论的基础性研究能力以外，还必须对传承的蒙医学文化加大宣传力度，而信息化手段必然会对此有极大助力。蒙医药文化作为特殊的蒙古族民族文化之一，有着文化与物质的双重属性。但由于蒙医药文化传播历史是个漫长的过程，如今可充分利用网络优势，大力推广这一富有民族特色的医药历史文化，使一般群众也能接触传统中医药文化的局面，逐步接受蒙古族民族中医药传统文化，以促进蒙医学走出国门、走向世界。同时这种文化又可转化为物质属性，作为一种生产手段产生巨大的经济效益。

**二、提升蒙医药信息化产业化经济效益的途径**

（一）打造综合实力强、具有国际影响力的蒙医药品牌

蒙医药产业建设是内蒙古自治区的战略新兴产业，壮大蒙医药产业是推进内蒙古自治区经济高质量发展的关键。蒙医药产业的融合主体包括蒙医药企业、蒙医医院和相关的蒙医药机构，为了使得蒙医药产业在当前医药市场上具有较强的竞争力，必须整合相关企业、医院与机构之间的资源，不断推陈出新，并在基础上不断创新。所以如何加快培养多样化、实力雄厚、具备国际影响力的蒙医药品牌，是蒙医药信息服务事业发展的第一个基本要义。目前，自治区境内几乎没有一个集团化的蒙医药服务商品进口贸易实体，更缺少具有国际号召力的蒙医药品牌。因此可以通过并购、合资、联营等手段逐渐淘汰社会经济效益相对较低的企业，集中资源打造一批具备现代化制造技术、独立开发能力的大型蒙医药企业集团和蒙医诊疗机

构。自治区政府相关部门也应该引导鼓励蒙医药企业对自身产品和服务的权威认证,开放政策,打造知名蒙医药品牌,提高经济效益。

品牌作为一家企业的识别标志,经常与企业文化相结合,被视为是一种企业精神的外化。对蒙医药企业而言,品牌可以作为一种区分标志将自身与其他企业加以区别,使蒙医药企业具有独特性。良好的品牌不仅能为企业带来良好的经济效益,还能为企业带来不可估量的社会效益。知名蒙医药企业品牌的代表有康臣药业、内蒙古蒙药股份有限责任公司、库伦蒙药有限责任公司等,这些企业已经被消费者视为"良好疗效与品质保障"的象征。在当今这个互联网的时代,蒙医药企业需要加大对品牌的营销力度,以提高品牌知名度,为扩大企业销售市场奠定基础。

(二)构建"蒙医药+健康旅游"服务模式,拓宽渠道

据世卫组织所言,未来全球最大的市场将会是医疗服务相关市场与旅游相关市场。以蒙医药与传统产业间的互动融合为主要特征的"蒙医药+健康旅游"模式被认为是最有潜力的创新驱动发展模式之一,二者相互渗透、相互融合,促进了市场价值的创造,增加了价值的空间。蒙医药和文化旅游两大经济领域的深度融合使蒙医药产业和文化旅游产业更大程度地发挥各自在价值链上的优势,提升了融合的效果,推动了两个产业的协调发展。两大产业融合的协调发展动力来源于传统中药产业和中医服务的吸引力,在借鉴"中医+旅游"模式的基础上,以独具民族特色的蒙医药产业为主的国际医疗旅游、生态旅游、养生旅游是对旅游业的再次开发。作为世界医疗旅游的重要分支,应着重发挥蒙医药扎根于内蒙古大地、继承和发扬民族文化的特点,在已有旅游资源基础上注入新的医疗资源和蒙古族文化。旅游产业对蒙医药产业的带动性和关联性拓宽了蒙医药服务的贸易渠道。2014年,国家中医药管理局和国家旅游总局签署了《关于推进中医药健康旅游发展的合作协议》,开启了中医药医疗旅游的探索阶段。蒙医药产业与旅游业的融合,不能生硬地将蒙医药简单嫁接到旅游景点,也不能单纯以促进蒙医药销售而开展旅游消费,应借鉴国际和国内的成功经验,充分发挥本民族的传统蒙医手段和发扬具有草原特色的蒙药文化,结合各地区蒙医药特色及多元旅游资源,做好上层设计、进行宏观把控、发挥各地方优势、准确做好市场定位、开发具有特色的蒙医药健康旅游项目,使其在国内医疗旅游经济带占有一席之地。

(三)发展"互联网+"服务新业态,促进蒙医药信息化红利

随着当前"互联网+"医药产业活动的不断开展和深化,推动了内蒙古自治区传统的医药产业转型升级,内蒙古自治区医药产业的竞争力也随之增强。根据蒙医药产业融合的理论,随着移动互联网和蒙医药产业融合程度的加快,二者相得益彰。"互联网+医药"产业的云端、大数据和企业间的大规模合作等基本要素都是蒙医药产业与之有效融合的重点,因此基于"互联网+"信息技术、大数据挖掘技术及云计算和物联网技术的整合,不仅可以促进蒙医药产业链在纵向上得到深化、在横向上得到拓宽,更有利于蒙医药电商平台的搭建,进而推动蒙医药健康服务行业的建设与推广。特别是通过移动医疗、智慧药店可以直接实现蒙医药服务线上交付,打造了一个"互联网+"时代下的现代化蒙医药服务贸易平台。

"互联网+"的服务模式属于直接营销模式,由新媒体、网络技术和营销活动结合所得,强调企业以互联网为平台,借助新媒体技术,对产品进行科学有效的营销。"互联网+"服务模式的特征,主要概括为:第一,"互联网+"服务的载体为网络,产品宣传及流通成本较低,蒙医蒙药企业乃至整个蒙医蒙药行业都能够获得长足发展;第二,"互联网+"的出现,既降低了客户对产品信息进行寻找的难度,又能够为医药企业了解市场、客户和竞争对手提供帮助;第三,在网络技术趋于完善的当下,生活节奏随着沟通效率的提升而加快,互联网营销能够将时空界限打破,方便客户随时随地购买所需的产品。

在"互联网+"的服务模式的领域中,医药企业有极为突出的优势。首先,医药产品小巧轻便,更适合进行物流运输;其次,产品的购买者仅需浏览网页,就能够明确产品使用方法,企业无需生产大量纸质说明书,经营成本随之降低;最后,"互联网+"的服务模式赋予了购买者相应的自主选择权,购买者可以根据自身健康状况寻找合适的产品,"互联网+"平台还可以提供专业高效地负责医药问题的咨询人员,客户无需再被空间和时间所制约,无论是交易成本,还是交易时间,均较过去有大幅减少。

(四)形成"蒙医蒙药文化交流"产业链,创造新增长

文化要素具有很强的渗透性,其与蒙医蒙药产业进行融合,形成蒙医蒙药文化产业链。蒙医蒙药文化在我国有着千年以上的历史,是蒙古族文化的重要组成部分,也是我国为数不多的具有完整理论体系的民族医药之一,同时也具有文字、语言记载与传播的民族医药文化。蒙医蒙药作为一个特定的民族文化之一,具有独特的医药学理论、奇特的组方原则、专属的药物、传统的炮制方法等特点,对心脑血管病、风湿病、血液病、糖尿病、骨伤病等常见病、多发病及某些疑难病具有独特的疗效,同时在老年病的治疗、康复、保健及抗衰老等方面也具有许多优势。值得一提的是,通辽市是中国乃至国际知名的蒙医蒙药重要发源地,通辽地区最早的医学记载就是蒙医,蒙医整骨术被列入"国家非物质文化遗产"名录,库伦旗被命名为"中国蒙医蒙药文化之乡"。通辽市自2016年被命名为"中国蒙医蒙药之都"以来,不断推进"中国蒙医蒙药之都"品牌建设,其中蒙中药材种植面积逐年扩大,蒙医蒙药服务水平不断提升,国际国内影响力逐步扩大。通辽市也借助新媒体、融媒体的传播范围广、方式多、时效性强等特点,推动蒙医蒙药文化在国内和海外的广泛传播。

文化要素具有很强的内涵性和渗透力,其与蒙医蒙药产业互融互通,形成了蒙医蒙药产业特色文化产业链。与蒙医蒙药相关的传统文化在当今世界的各个地区源远流长,它不仅是我国蒙古族古代医药传统文化的重要支线,也是为数不多的几个拥有相对科学完整技术理论与实践框架的古代医药学术之一,同时它也是一个拥有丰富的历史文字、语言资料记载与信息广泛传播的少数民族古代医药传统文化。蒙医药学临床研究作为一个特定的少数民族传统文化之一,具有独特的古代中药学和药物学理论、奇特的古方草药原理、专门的配方药物、传统古代炮制草药技术等五大特征,对于心脑血管系统疾病、风湿病、血液病、糖尿病、骨损害等各种民族常见病、多发病及某些特殊疑难内科疾病也同样具有独特的临床影响和显著疗效,同时也广泛适用于蒙古族老年病人的治疗、康复、保健及人体抵御抗衰老等研究领域。

值得一提的是，通辽市曾被认为是当时中国蒙古族医药的重要技术发源地，蒙医整骨术已经被政府列入"国家非物质文化遗产"保护清单，库伦旗也被誉为"中国蒙医蒙药文化之乡"。从2016年内蒙古自治区通辽市被正式授为"中国蒙医蒙药之都"开始，通辽市就在大力打造"中国蒙医蒙药之都"的特色品牌，蒙医蒙药药材研发和蒙药种植市场规模逐年快速扩张，蒙医蒙药服务水平不断提升，国际国内影响力逐步扩大，并借助电视广告、微博、微信、抖音等平台向外界传播蒙医蒙药，提高了蒙医蒙药在世界的知名度。

（五）加强"蒙医蒙药+教育培训"的合作，提供支持

蒙医药信息化贸易的发展必须依靠蒙医蒙药的独特优势，拓宽蒙医蒙药服务应用领域。要在坚持蒙医老师傅和其他蒙药学专家的科学技术手段、诊治经验及其学术思想的基础上，保留蒙医独具特色的诊治技术与方法。首先，探索并完善蒙医蒙药在师承教育模式的基础上，规划性地构筑一个高水平的蒙医药学合作交流平台，从战略性的层面搭建长期高效的蒙医药教育合作交流机制，带动并推进蒙医学、蒙药科核心学科发展。其次，可以尝试在内蒙古自治区建立蒙医学合作研究中心，自治区已经建立和开展活动的国际蒙医医院等蒙医药合作中心在蒙医医疗服务的基础上，要从蒙医药远程教学与科研合作、蒙医药文化交流与蒙医医疗展示等方面拓宽蒙医药信息化、产业化渠道。另外，借助已经出版和正准备出版的蒙医药图书，将大量经典蒙医理论、蒙医诊法、蒙药图鉴等资料通过我们的高标准和专门化翻译出版，把蒙古民族传统文化精髓读本打造成全国，乃至世界都能够了解蒙医蒙药的一扇窗口。除此之外，我们可以积极尝试在国内打造蒙医药信息化服务贸易创新示范区，以蒙医药科学与技术的交流和其临床治愈案例作为重点宣传内容，通过多种形式的宣传教育和人才培养，为蒙医药信息化、服务产业化的发展提供帮助。

（六）推进蒙医蒙药标准化建设及知识产权保护，跨越壁垒

2008年世界卫生组织将以中医药为主体的传统医学纳入新版国际疾病分类ICD-11。2017年我国食品药品监督管理总局成为国际医用药品注册技术协调会ICH成员，我国中医药体系的内部标准和外部标准借此机会逐步完善，药品管理制度也将与国际接轨。蒙医蒙药产品从研发到交付，每个环节都应做到有行业规范可依，有国家标准或国际标准可查。在这些标准的保驾护航下，蒙医药信息化、产业化才能顺利进入并打开国内、国际市场。内蒙古自治区政府要做好监管，积极推动蒙药产业生产质量管理规范认证。内蒙古自治区制药企业要提高科研开发能力，加强工艺设备改造，除了推行国际药品生产质量管理规范（GMP）之外，还要有步骤地实施最佳研究实验规范（GLP）、最佳供应规范（GSP）、药物临床试验质量管理规范（GCP）等一系列国际通行的标准。指导自治区内的蒙医医疗机构申请国际医疗卫生机构认证联合委员会的国际JCI认证，达到全世界公认的医疗服务和管理标准。自治区应从政府层面制定蒙医药知识产权战略，完善蒙医药知识产权保护体系，对申请新药、蒙药品种和商标等形成保护链，对专利产品应促进其尽快产业化，着力推动蒙医蒙药产业智库的建立，从而跨越蒙医药信息化、产业化壁垒。

### 三、中国蒙医药信息化、产业化的社会效益

#### （一）校企合作助力蒙医药信息化、产业化发展

由于蒙医院校开设信息技术类专业的实践时间普遍较晚，对于培养高质量蒙医药信息化建设人才尚属探索阶段。近年来，自治区高等学校在着力做好"蒙医蒙药传承人才""蒙医蒙药应用人才"和"蒙医蒙药相关人才"培养的同时，通过校企联合合作培养模式探索来强化医药信息化人才的培养，也取得了较好的经验和成效。

拥有蒙医、蒙药专业开办资质的院校通过采用校企订单培养的方式，联合培养实践能力强、适应社会和蒙医药信息化行业发展需要的高素质复合型、应用型人才。就学生而言，通过校企合作使得毕业生的综合素质和医药信息化专业知识得到全面提升，能够增强社会竞争力。就学校而言，则是形成了一种有效的就业模式和渠道，这对学校的毕业生十分有利。近年来，开展蒙医蒙药学科的高等学校逐渐形成"以市场需求为导向，以教学质量为基础，以能力素质为核心，以学生就业为目标"的办学思路，为地方乃至全国民族医药行业输送了许许多多的人才。就蒙医蒙药企业而言，校企联合培育的机制能够为企业选人用人构建平台，使企业有针对性地选择和培养自己需要的应届人才，这就大大节省了人力资源成本。同时校企合作平台的构建，也可为蒙医蒙药企业员工的职业教育建立创造条件。就全社会而言，校企合作是解决蒙医蒙药专业应届毕业生就业难、企业方找不到理想的人才这一突出社会矛盾的有益探索，在一定程度上较好地解决大学生就业问题。校企合作能够培养实践能力强、适合蒙医药信息化行业发展需要的高素质复合型、应用型医药信息化人才。

校企合作的具体做法：①开展校企合作模式时，学校要改变传统观念，适应市场，以企业需求为导向，除了基本教学授课活动外，针对性地打造蒙医蒙药特点的校企合作培养人才课程；②采取有力措施，高等院校和企业要充分利用学生课余时间和实习实训机会，学校可以请企业家进入课堂和开展专题讲座，打造"学生走出去，老师请进来"的校企联合模式；面向市场和信息技术领域需求，及时从企业方引进、补充新的课程内容；③学校要充分利用企业资源，实施订单模式的人才培养计划，扎实推进合作成果，以校企合作推进蒙医药信息化人才培养模式的创新和课程体系的改革，实施校企"双轨制""双导师制"，合理穿插企业方的课程，企业可以专门留出岗位提供给学生进行实习实践；④蒙医蒙药院校加大师资培养力度，建设"双师型"师资队伍，同时校企合作共建实训基地，以及具有蒙医药信息化特色的信息技术实验室。

#### （二）有利于推动蒙医医院的现代化建设

对于医务人员而言，患者的基本健康状况信息和诊断情况非常有了解的必要，特别是在大数据时代，每一个病人的健康状况，医生都要细致入微地观察和记录。类似于纸质档案、病历本，这种传统的信息储存方式早已不适用于现代化的社会，每日大量求诊的病人会产生大量的健康信息和就诊信息，包括医生和数据档案管理部门在内的数据。使用者对于把这种医疗资讯加以合理地分类存放与检索是十分重要的事。在目前的临床科学研究中，电子病历

技术正是通过把临床研究数据和互联网紧密结合在一起，同时利用大数据、云计算等新兴手段对信息进行数据分析，并按照相应的标准规范对信息进行管理、分类、整理与操作，这也导致现代社会数据分析所遵循的标准规范将发生变化。

蒙医医疗信息化、产业化可以规范医院行为，确保医疗卫生监督管理法律、规章和医院制度的有效执行，比如处方权监督管理、医院设备使用及报告权监督管理、住院病历质量控制、合理药物管理等；其次可以优化业务过程，如实施预检、自助挂号、接诊时间等一体化的业务；同时，对于公立医院的经济核算、医生薪酬分配、医院成本管理和医院收费透明度，以及医德医风建设等都具有难以取代的重要意义。蒙医蒙药产业在实现了信息化管理之后，患者本人也能够使用电脑查看收费明细，这也就提高了政府监管能力，可以从根本上遏制乱收费现象，也能够从根源上纠正不正之风。

### 四、提升中国蒙医药信息化、产业化社会效益的途径

#### （一）加快构建蒙医药信息化、产业化平台

自治区政府相关部门应以全民健康保障信息化工程为基础，构建一个科学高效、互联互通的蒙医蒙药信息平台，信息平台应该突出与医药信息、医保信息、支付系统之间的信息联动，构造一个多层次数据交换平台。新冠疫情的发生也给蒙医蒙药信息系统建设敲响警钟，在面临重大突发事件时，需要建立应对突发公共卫生事件的数据汇集、分析与应用，服务于蒙医蒙药管理决策、应急指挥、临床救治、科研攻关等方面，着力提高自治区蒙医蒙药应对重大突发公共卫生事件的信息化服务能力。自治区层面，将蒙医蒙药健康信息平台建设囊括到自治区蒙医蒙药业务的信息平台中，并使其成为重要支柱平台，对接国家中医药信息平台、全民健康信息平台，让蒙医蒙药业务深入人心，使得全国人民都能够享受蒙医蒙药业务所带来的便利，使得蒙医蒙药业务在全民健康信息平台上有一席之地，建立以蒙医电子病历、电子处方等的基础数据库，逐步实现蒙医医疗机构、蒙医医护人员、应急救治、医疗设备、蒙药资源、教育与科研等蒙医蒙药健康基础数据和公共信息资源的集聚整合，使信息化支撑平台和业务协同发展。

#### （二）全面实施"互联网+蒙医蒙药健康服务"行动

中共中央、国务院《关于促进中医药传承创新发展的意见》提出实施"互联网+中医药健康服务"行动。自治区政府需广泛借鉴案例，取长补短建设具有内蒙古特色的互联网蒙医医院、蒙医诊疗平台，积极引入新兴技术，研发建设人工智能辅助诊断系统等。进一步发挥基层蒙医医馆健康信息平台作用，推进与盟、旗等基层卫生信息系统集成应用，完善蒙医蒙药知识库和视频课程内容，扩展远程教育直播功能，推进蒙医远程医疗服务，提升基层蒙医医疗服务能力。企业积极研发智能化蒙医蒙药健康服务产品，采取"试点先行"的方式开展线上线下蒙医蒙药健康增值服务。还要优先制定蒙医蒙药名词术语、分类编码、系统整合共享、数据治理、网络安全等标准，研究制定蒙医蒙药与医疗健康信息共享标准，推动蒙医药信息化标准实施，建立蒙医蒙药规律的信息标准。还要严格执行网络安全等级保护制度和数据保

密规定,加强基层蒙医蒙药机构信息平台及关键信息基础设施、数据应用服务的网络安全防护,实行数据资源分级分类管理,严格管理患者信息、用户资料、健康数据等,有效保护个人隐私。

(三)夯实蒙医药信息化人才保障体系建设

夯实蒙医药信息化发展的人才队伍,建立产教融合、校企和医院合作的人才培养机制,大力引进懂业务、技术强、用得上的蒙医药信息化人才,培育具有自主创新能力、掌握关键技术的研究团队和人才,培养整体素质高、业务能力强的复合人才,改变当前蒙医蒙药人才缺乏、技术中干力量不足的现状。通过政策引导基层蒙医蒙药医疗卫生机构制定相应的鼓励措施,改善蒙医蒙药机构的服务环境,建设独具特色的组织文化,增强蒙医蒙药人才的认同感和归属感。为了更好地适应蒙医药信息化、产业化背景下基层蒙医医疗机构发展的新要求,应将基层蒙医药信息化发展的相关政策解读加入人才培训课程体系,适当开展专业知识能力竞赛、交流学习等活动,丰富培训形式,提高蒙医蒙药人才的学习积极性,增强人才培训效果。自治区政府与基层蒙医医疗机构应协同发力,通过科学合理的政策引导,提升基层蒙医医疗机构整体的信息化服务能力,保障内蒙古自治区蒙医药信息化、产业化的实现。

蒙医蒙药服务质量的进一步改善扩大了蒙医蒙药及相关养生、文旅、科教、文化体验等的消费吸引力与辐射带动力。关于蒙医蒙药的发展问题,自治区相关领导表示,蒙医蒙药科学工作者将全力发扬"爱国、创新、求实、奉献、协同、育人"的科学家精神,继承精华、守正创新,进一步推动对蒙医蒙药文献抢救性发掘整理和系统性深入研究,进一步强化对特色医技、医术的发掘和继承,尽快建立自治区级的蒙医蒙药临床研发基地、国家重点研究室(实验室)和特色科技评价中心,并积极推动地方蒙医蒙药技术标准的制定工作,将一些地方技术标准提升为国家标准,以促进我区的蒙医蒙药事业实现高质量发展。

# 第八章　中国互联网+蒙医蒙药及智能化研究

## 一、"互联网+蒙医蒙药"概述

国务院总理李克强在2015年全国两会上的《政府工作报告》中首次正式提出"互联网+"行动计划，要求利用互联网技术、工具、应用，将传统产业升级创造新的业态，更指出不仅在第三产业，还要向第一产业农业和第二产业工业渗透。在当前"大智移云"迅速发展的社会中，要想实现蒙医蒙药行业的发展，就需要发展基于"互联网+"的蒙医蒙药医疗体系。

中医药具有科技与人文的双重属性，蒙医蒙药作为传统中医的一部分也具有双重属性。在《中医药发展战略规划纲要（2016—2030年）》中明确指出推动"互联网+"中医医疗，在科技方面强调切实提高中医医疗服务能力、大力发展中医养生保健服务、着力推进中医药创新及全面提升中药产业发展水平，在人文方面强调扎实推进中医药继承、大力弘扬中医药文化及积极推动中医药海外发展。因此，在"互联网+蒙医蒙药"的智能化研究过程中，充分利用互联网信息通信技术及互联网平台，不仅有利于发展蒙医药信息化产业的商业模式，推动蒙医蒙药现代化发展进程，也有利于促进蒙医蒙药知识的传承与创新，繁荣发展具有少数民族特色的蒙医蒙药文化。

由"互联网+蒙医蒙药"衍生的蒙医蒙药全产业发展的商业模式，使得蒙医蒙药行业的融合、创新、发展势头加快，并不断向以人为中心的健康管理方向转型升级。蒙医蒙药医疗信息共享平台的建设，就是将患者的相关健康数据都上传到蒙医蒙药医疗信息共享平台中，这将大大地节约患者和医生的时间。此外，当患者在内蒙古自治区的不同医院就诊时，医生可以从共享平台上调取、参考患者之前的身体健康状况，以便于确定给患者使用哪一种治疗方法更为妥当，以达到为患者实现更好的治疗效果。这也是把蒙医蒙药行业的发展引向现代化的关键一步。借助网络，蒙医医生与病人之间也将能够进行异地信息沟通，蒙医医生在蒙医药医学信息资源共享平台上浏览病人的全部电子病历，能够节约医务人员与患者之间在重复诊断流程中的不必要环节，也促使对优质、紧缺的医学信息资源进行了更为科学合理地分配与处置。

总之，"互联网+"的兴起和蓬勃发展促进了蒙医蒙药行业的市场化改革和信息化建设，为促进中医药行业健康发展起到了积极作用。

## 二、"互联网+蒙医蒙药"的智能化研究

（一）"互联网+蒙医蒙药"的现状

"互联网＋蒙医蒙药"是伴随互联网发展应运而生的模式，是21世纪初期出现的一个新的概念。蒙医蒙药和传统中医学、藏医药等一样，都是中华民族的优秀文化和瑰宝，蒙医学、蒙药学是以消除和减轻人的健康障碍，弥补和重建人的健康缺失，设法改善和提高人的各方面身体素质的医学学科，也包括预防、诊断、评估、治疗、训练和处理的医学学科。

中国人口众多，老龄人口、残疾人口、慢性病患者数量逐年递增，对蒙医蒙药的需求也越来越大。第七次人口普查的结果显示，我国60岁及以上人口超2.6亿，老龄化程度进一步加深，老年群体在医疗卫生资源方面的消费将进一步加大。在残疾人群体上，截至2020年底，全国有残疾人康复机构10440个，仅2020年就有1077.7万持证残疾人及残疾儿童得到基本康复服务。上述数据说明与潜在的蒙医蒙药需求形成鲜明对比的是供给端的相对惨淡。由于"互联网+蒙医蒙药"发展较晚，蒙医医院医疗机构和床位供不应求。目前我国蒙医综合医院数量严重不足。内蒙古自治区医院医护人员和治疗师的缺口达几十万，同时蒙药的研发、销售也不尽乐观，而蒙药需求量将达30亿~50亿元，市场空间巨大。

（二）"互联网+蒙医蒙药"提供的产品和服务

自2011年开始诞生的互联网医药类新产品，内容涵盖诊前、诊中、诊后各个环节，并涵盖了医疗救助、健康科学知识普及、在线咨询服务、网上挂号、专家预约、手术预约、线上陪诊预约服务、医药电商销售平台、在线健康管理（包括慢性病管理）等模块。

目前，市场上已建立的医院健康服务平台，主要有平安好医生、丁香医生、春雨医生等网络平台。"平安好医生"是平安集团旗下的一款医疗卫生领域的手机产品，也是网络医院产业的代表性公司之一，作为国内规模最大的网络医院公司，其产品形式丰富全面，资源积累优势明显。截至2021年9月30日，平安好医生平台累计注册用户数达4亿，累计咨询量超11.8亿次，自有医疗团队约2000人，外部医生专家4.65万人，线下合作医院超4000家（其中三甲医院占比约50%），合作药店数目超过18.9万家。和同期其他平台上声称几十万注册医师相对比，平安好医生平台实际的医师数量都与业务紧密相连，平台更是推出"AI医生助手、驻司医生、外部医生、大咖医生"组成的四层医生网络体系。目前平安好医生平台融合保险+医疗健康、家庭医生会员制、O2O医疗服务三大模式，通过在线医疗、消费型医疗、健康商城、健康管理及健康互动四大业务板块，为用户提供有温度的医疗健康服务。

事实上互联网医疗产品质量的差异化，往往不在普通互联网的UI（用户交互）、UE（用户体验）等方面，而是在于能否实现最终目的（这一点在"随便试试"与"真实场景"两种情况下会有截然不同的感受），而是否能达到目的（在线咨询清楚疾病或健康问题，是否能够约到想挂号的医生，是否能够便宜快捷买到想买的药），最终往往在于"医疗资源"的充沛程度以及产业链资源的整合能力。

要想打造好的"互联网+蒙医蒙药"平台，就要在借鉴目前现有的互联网医疗平台的基础

上，突出蒙医蒙药的少数民族文化特色，打造"互联网+蒙医蒙药"平台的四大板块：家庭医生服务、消费医疗、健康商城、健康管理及互动。

家庭医生服务。"互联网+蒙医蒙药"平台的家庭医生服务具体来看包含在线咨询、二次诊疗意见服务等，其中在线咨询业务主要定位于帮助用户以经济便捷的方式评估健康状况，当然这个仅是简单评估，不能作为诊断。在线咨询业务再细分为医疗咨询和健康咨询，医疗咨询主要涵盖病情分析和病例咨询，包括高血压、糖尿病、过敏症和肠胃炎等常见病和慢性病，对于需要进一步检查的用户可转诊至当地就近的医院或诊所治疗，在线咨询时用户可通过文字、图片或者语音描述症状。从实用角度看，发送语音是可行的，因为使用"互联网+蒙医蒙药"平台的病人大多来自内蒙古，使用蒙古语言文字的蒙古族人民比较多，发送语音描述病情会给沟通带来很大麻烦，用户自行选择医生进行回答，每次时间最多持续15分钟，医生直接提供医疗咨询，或者建议用户前往医院就诊，将结果上传后再进行咨询。

消费医疗服务。消费医疗服务，具体包含了体检、基因检测的医疗服务、医美服务和口腔等卫生服务。其中体检服务组合能够提供差异化的定制产品，包括专注女性健康的服务组合，如乳腺及子宫颈检查；专注于老年医学的服务组合，如癌症及骨密度筛查等；此外还包含了检后的报告解读服务等；医美服务主要包括标准化的玻尿酸及紧肤除皱治疗等；其他还包含口腔卫生等服务。总的来看，消费医疗服务需求相对高频，不在医保报销范围内，且已经得到一定教育和培育的医疗服务。消费医疗服务面向企业和个人销售，但主要来自企业。

健康服务商城。健康商城实际上就是电商平台，"互联网+蒙医蒙药"平台通过在线电子商城提供医疗健康服务及产品。健康商城主要售卖三大类产品：医疗健康产品（包括健康营养品、药物、医疗器械），保健产品（包括健身器械配件、个人护理、母婴护理）及其他（家电、家庭必需品）。但值得注意的是，由于涉及医疗卫生有关部门的规定及药品监管条例等，"互联网+蒙医蒙药"平台不会出售处方药。

健康管理和互动服务。"互联网+蒙医蒙药"平台的健康管理和互动服务旨在提高用户的健康意识，培养健康生活方式，刺激用户持续关注平台，从而保持客户忠诚度。主要提供健康头条（健康资讯），奖励计划（运动赚钱）、健康管理及健康测评等服务内容。

（三）"互联网+蒙医蒙药"平台的商业模式

从一般的互联网企业的商业模式来看，不论其前端的承载形式是什么（搜索引擎、视频平台还是各种工具类服务App、网站等），目前被广泛验证并可直接收钱的无外乎广告、电商、游戏这三种。作为"互联网医疗"平台，自然也不会跑出这个框架，"游戏"这种过于娱乐化的形式与医疗健康的主题放在一起总是容易挑战用户的心理预期，但并不是完全不可能，"互联网+蒙医蒙药"平台可以尝试直播带货等各种产品形态，但平台主要创造收入的方式应该是广告和电商。

家庭医生服务。"互联网+蒙医蒙药"平台的家庭医生服务实际上主要指平台提供的在线咨询服务，平台看上去像是一个服务产品，但却不是靠出售服务获取收入，而是靠卖广告赚钱，每天能够展示超过近5000个信息流广告。从团队建设上看，平台不会采用互联网医疗所通用的"平台模式"去进行商业模式构建,而是自建医生团队,并且从数据上来看,其对于外部医生基本也没有依赖性。从渠道角度来看,"互联网+蒙医蒙药"平台提供家庭医生服务的主要渠道是App和第三方插件。

健康商城板块。健康商城可以理解为对所有健康相关产品的售卖(事实上也售卖其他的产品)。健康商城主要有两种销售模式:自营销售和平台销售(抽成确认收入,交易集成GMV,即Gross Merchandise Volume,成交总额),平台销售采取收取"固定费用加3%到8%的佣金模式"。健康商城的触达渠道有三种,分别是App、WAP网站(Wireless Application Protocol)和插件(与在线咨询一样)。

健康管理和互动板块。健康管理版块的广告有CPM(每千次展示)、CPT(每天)、CPC(每次点击)三种收费方式。从电商角度看,要求最高的是CPS也就是电商销售模式,按销售额提成;其次是CPC,由于用户较为精准使得按点击量收费成为可能;而一般比较模糊的用户画像则采用CPM或CPT,流量总量大,但精准度不够或用户画像不明确的流量通常采用这种方式。在健康管理的广告业务收入方面,流量广告价格处于行业略低水平,后续定价有望提升。

### 三、构建"互联网+蒙医蒙药"的产业链

传统蒙医蒙药产业链涉及上游蒙药药材种植、中游蒙药药材交易与生产制造、下游蒙药药材销售;参与主体分别为农户、商户、蒙药饮企业、蒙医药成药生产企业、蒙医医院、诊所、零售药店与消费者等。

#### (一)传统蒙医蒙药产业链发展特点

对传统蒙医蒙药产业链商业发展模式的研究表明,其发展特点主要表现在5个方面:①蒙医药产业链呈单链式结构。蒙医药产业链横跨蒙药种植(养殖)的农业、蒙药生产制作加工的工业和蒙药销售的服务业三大产业。这就形成了蒙药产品流水式的物质、信息、价值进行传递,这种传递方式呈单线式流动,又很少存在交叉或循环。②各蒙医蒙药产业链环节发展失衡。目前蒙医蒙药产业大部分以分散的小规模经营为主,这导致蒙医蒙药生产、经验效率低下,组织化程度非常低,且易受外界环境条件变化的影响,即大环境对小企业的影响。传统形式的蒙医药药材种植或养殖已经不能满足以高技术、大规模、高效率为要求的蒙药饮与蒙药成药制造工业的需求。③蒙医蒙药各个环节技术创新能力十分薄弱。蒙医蒙药生产制造企业在科技人才、技术、创新方面尚且不足,加之当前一些蒙药科学研究机构对蒙药的基础研究能力不够强,使得蒙药生产环节上的科研成果转化为市场产品的效率不高,进而使得整个蒙医蒙药产业链的创新性不够。④蒙医蒙药产业链整体信息化程度低。蒙医蒙药产业各个流通环节信息化程度的差异很大,这导致整个蒙医蒙药产业链信息流动不畅通,由于信息流的滞后、偏差和中断,使客户需求的信息传递与反馈受到阻碍,造成整条蒙医蒙药产业链对客户需求的反馈滞后严重。⑤相关利益主体对象冗余、交易成本高。蒙医蒙药产业链横跨多个产业,涉及众多利益主体,同时又存在信息不对称现象,影响了市场上需求与供给信息的传递和蒙药材等产品流动的交易成本大大增加。

（二）"互联网+蒙医蒙药"产业链发展模式的构建

内蒙古自治区内的大型蒙医蒙药企业都加快了蒙医蒙药全产业链布局，整合全产业链资源，依托高速发展的互联网技术，发展大健康、大服务产业。部分典型的蒙医蒙药大型企业开始了以"互联网+蒙医蒙药"为长期发展战略，推进发展蒙医蒙药全产业链，利用大数据、移动互联网、云计算等新技术，布局"健康内蒙"战略，利用蒙医诊疗、蒙药饮生产作为企业核心，设计实施蒙医蒙药"医疗+平台+数据+服务"体系的"互联网+蒙医蒙药"服务信息平台。逐步构建以互联网蒙医医院、智慧医疗、智慧药房、智慧健康、智慧医美为主的互联网蒙医医疗健康平台，并为药材供应商、需求商推出蒙药材价格参考指数，推出蒙医院智慧医疗服务等大数据服务产业，不断丰富"互联网+蒙医蒙药"全产业链战略。

当前，"互联网+蒙医蒙药"下蒙医蒙药全产业链发展模式涉及上、中、下三层结构，结构间互相协调、互相促进、协同发展。其中，上层为蒙药材、蒙医蒙药质量安全管理中所制定的标准化规范、准则，如蒙药材生产质量管理规范、药品非临床研究质量管理规范、药物临床试验质量管理规范、中药提取物与植物药提取质量管理规范、药品生产质量管理规范、药品经营质量管理规范以及互联网中医药服务质量管理等准则。中层为"互联网+蒙医蒙药"下蒙医蒙药全产业链发展的全生命周期，如蒙药材的选种、培育，蒙药药材的种植、养殖，新型蒙药饮片、蒙药的研发、生产、流通、销售和服务。大型蒙医蒙药龙头企业通过各种合法渠道了解各大蒙药药材交易市场，能够快速掌握市场行情，获取市场数据，如蒙药药材价格数据、产地数据、交易数据等。此外，在"互联网+蒙医蒙药"下蒙医蒙药全产业链的生命周期演变过程中，正向为蒙医蒙药产品的生产、流通、销售与服务，逆向为蒙医蒙药信息传递与医药源头追溯。下层分别代表"互联网+蒙医蒙药"下蒙医蒙药全产业链标准化准则实施的具体经营活动及未来发展方向。

（三）"互联网+蒙医蒙药"产业链的横向、纵向延伸

"互联网+蒙医蒙药"下蒙医蒙药全产业链的延伸主要体现在：纵向上的第三产业服务业的发展，横向上的蒙医蒙药互联网医疗服务平台的兴起。纵向上是继续深化健康理念，增加蒙医蒙药标准化的存储、物流、中转仓、配送中心与健康服务产业。横向上则是发展蒙医蒙药的标准化操作流程，发展蒙医蒙药电子商务平台。

"互联网+蒙医蒙药"产业链纵向深化。互联网信息技术的飞速发展，不仅能够建立大型标准化、机械化、智能化的蒙药药材物流仓储中心，同时还能够优化蒙药药材种植和养殖、蒙医蒙药生产企业的区位选址及蒙药的配送路线，协调产业链中各个物资流通关系。而且服务行业的健康发展，弥补了蒙药种植农业、蒙医蒙药生产工业、商业的产业链空缺，也是蒙医蒙药产业发展以人为中心的医疗健康管理重要的环节之一。智慧药房则是实现了蒙医医院与蒙医蒙药的分离，提供蒙药产品的价格，提高了价格透明度，减少了病人的经济压力；同时智慧医疗集预约、挂号、候诊、缴费、检验结果查看、药品代煎、配送为一体，能够有效解决病人看病难、拿药难的问题；移动医疗则搭建起病人与蒙医医院、医生及护士联系的桥梁，使得自治区蒙古族牧民足不出户就可以享受网上预约、医生问诊、就医、医药配送等高效服务。

"互联网+蒙医蒙药"产业链横线衍生。横向衍生方面，加快了蒙药药材的种植（养殖）、培育，蒙药成品的加工、生产、流通、销售和蒙药销售服务的标准化操作进程，发展出多样化、多渠道的商业模式。高质量的蒙药药材需要"蒙药公司+生产基地+科研院所+种植农户"的多方协作；并且要以企业为主体建立独立高效的蒙医蒙药科研机构，不断研发高效、高质量的蒙医蒙药产品；建立独立的蒙医企业医院、医院直销模式，扩展原有蒙医蒙药销售渠道；最能体现互联网信息技术思维的则是构建蒙医蒙药大型电商平台，如蒙医蒙药网上商城、蒙医蒙药官方旗舰店等，尝试新的商业模式和盈利模式，打造线上线下无缝连接的终端营销体系，使蒙医蒙药产品的销售更高效、更快捷。

未来"互联网+蒙医蒙药"全产业链将不断精练中间环节，整合蒙医蒙药全产业链资源，促进全产业链价值增值、质量控制，推动蒙医蒙药行业健康、快速发展。

# 主要参考文献

［1］李芮.《关于促进中医药（蒙医药）传承创新发展的实施意见》印发［J］.中医药管理杂志，2021，29（8）：192.

［2］内蒙古自治区党委 自治区人民政府关于促进中医药（蒙医药）传承创新发展的实施意见［N］.内蒙古日报（汉），2021-04-16（6）.

［3］蒙医药中医药振兴行动 助力健康内蒙古［J］.健康中国观察，2021（1）：39—41.

［4］秦宇龙.内蒙古推进振兴蒙医药中医药行动［J］.中医药管理杂志，2020，28（22）：114.

［5］李慧芳，曲松波，鲍牧兰，拉喜那木吉拉，阿里穆斯."一带一路"视野下蒙医药产业的振兴与可持续发展［J］.中央民族大学学报：自然科学版，2020，29（4）：60—66.

［6］吴宝林.多语种蒙医蒙药信息资源数据库建设（项目）研究［J］.内蒙古民族大学学报：自然科学版，2019，34（6）：489—492.

［7］王彪.内蒙古蒙医药产业的信息化发展对策研究［J］.内蒙古财经学院学报，2006（1）：28—30.

［8］邹浩，单宝顺，韩冬，邹元君.基于主成分分析的基层中医药信息化服务能力提升研究［J］.数字通信世界，2020（12）：277—278.

［9］肖勇，沈绍武，孙静，田双桂.后疫情时代中医药信息化建设与发展的思考［J］.时珍国医国药，2020，31（12）：3055—3057.

［10］黄丽丽，邹元君.中医药信息学学科发展路径与体系建设［J］.医学信息学杂志，2020，41（12）：7—9.

［11］杨利平，杨金祥，刘承，颜辉.大数据时代下的中医药信息化发展趋势探析［J］.科技创新导报，2019，16（15）：142，144.

［12］宋学坤，余孝奎，张佩江，李东阳.通过校企合作进行医药信息化人才培养的模式与成效［J］.软件，2015，36（7）：82—86.

［13］卢怡阳.分析新媒体时代医药营销模式［J］.营销界，2020（51）：19—20.

［14］邵坤.中医医院的信息化建设与探讨［J］.科技创新与应用，2017（8）：279.

［15］黄明安. 中医医院信息化建设研究［A］. 中国中医药信息研究会、内蒙古自治区蒙中医药管理局、内蒙古自治区鄂尔多斯市人民政府.第三届中国中医药民族医药信息大会论文集［C］.中国中医药信息研究会、内蒙古自治区蒙中医药管理局、内蒙古自治区鄂尔多斯市人民

政府: 中国中医药信息学会, 2016: 5.

[16]陈静锋, 郭崇慧, 魏伟."互联网+中医药": 重构中医药全产业链发展模式[J].中国软科学, 2016(6): 26—38.

[17]高宇航.蒙医药文化的传承与发展[J].中国卫生标准管理, 2015, 6(21): 107—109.

[18] 信息技术与标准化编辑部.电子发展基金促蒙古文信息化建设[J].信息技术与标准化, 2015(Z1): 1.

[19]李杰, 寇卫国, 赵爱国.蒙药产业化、现代化进程中的问题探讨[J].内蒙古科技与经济, 2014(24): 11—14.

[20]孟方琳, 贾巧萍.产业融合视角下中医药服务贸易发展策略研究[J].上海经济, 2018(5): 19—32.